JN087798

図解 ストレス解消大全

科学的に不安・イライラを消すテクニック 100個集めました

AN ENCYCLOPEDIA OF STRESS MANAGEMENT

100 Scientifically-Grounded Methods to Reduce Anxiety/Irritation

堀田秀吾
Hotta Syûgo

SB Creative

はじめに

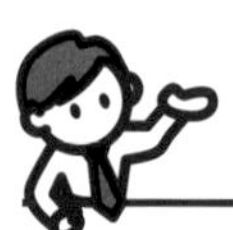

科学的に不安・イライラを消すテクニック１００個集めました

本書は、不安やイライラなどのストレスをとり除き、元気に日々の生活を過ごすための具体的な「アクション」を集めた本です。

しかも、世界中の研究で効果が実証されたものだけを 100 個、集めました。

みなさんは、元気というと、体の健康を連想するかもしれませんが、本書でいう元気は「心の元気」のことです。

健康な体をもちながらも元気がない人が多い現代。これまでになかったようなさまざまな脅威も次々に襲ってきて、不安が尽きませんが、心だけは元気でいたいもの。

しかし、元気でいたいとは思っても、「よし元気になるぞ」という気持ちだけでどうにかなるものではありません。具体的なアクションが重要になってきます。

本書でも繰り返し述べますが、脳は体の状態や動きから自分のことを判断します。

体から「楽しい」という信号が脳に送られてくると、脳は「自分は楽しい。元気なんだ」と判断するわけです。

ですから、元気になる行動をすれば、心は元気になるのです。ある意味、脳を騙すのです。

心理学や脳科学でも、思考と行動では、行動のほうが先にくるということが定説となっています。

ストレスには自分でわかるストレスとわからないストレスがありますから、知らず知らずのうちにため込んでしまっていることも多いでしょう。

厚生労働省の「労働安全衛生調査（令和 2 年発表）」によると、「現在の仕事や職業生活に関することで、強いストレスとなっていると感じる事柄がある」と答えた割合は 58 パーセントもいました。

これは「強いストレス」の話ですから、軽度のストレスまで含めたら、**ストレスを感じない人のほうが圧倒的少数**となります。

こんなストレスフルな現代社会を、元気に生き抜くための具体的なノウハウを集めた本書ですが、ここに書かれているすべてを実践しなければ元気になれないというわけではありません。

気になるもの、気に入ったものだけをピックアップして試していただいてかまいません。片っぱしから試して、自分にあったものをそのあと実践していくというのもいいでしょう。

また、それぞれのアクションは、実証されているとはいっても、あらゆる医療行為や薬、科学的現象がそうであるように、あくまでも「傾向」があるだけで、100 パーセント誰にでも同様の効果があるとは限りません。

合う・合わないは絶対にあります。ですから、いろいろ実践して、ご自身にもっとも効果のあったものだけを続けてみてください。

日本中の人々が、元気で優しい毎日を過ごせますように！

堀田秀吾

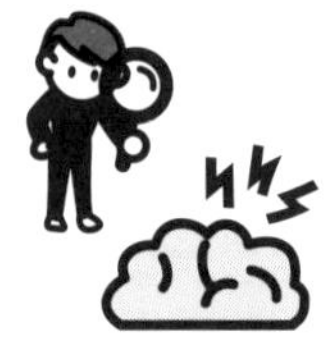

脳とストレスについて―

ストレス対策こそ人間の知の結晶「いかに科学で脳を騙すか」

脳は大きく分けて３重層の構造をしています。

まず一番深いところにあるのが、「脳幹」と呼ばれる原始的な部分で、「爬虫類の脳」とも呼ばれ、睡眠・覚醒、心臓、呼吸、自立神経や食欲・性欲のような**本能と深く関係**しています。

それをとり巻くように存在しているのが、新しい脳である「大脳辺縁系」と呼ばれる部分です。**喜怒哀楽のような感情や安全欲求などと関係**があります。

そして、さらにそのまわりをとり囲むように存在するのが、もっとも新しい脳である「大脳新皮質」と呼ばれる、霊長類のような高等な生物に現れる脳で、**理性や知性といった「考える」ことに関係**する脳の部分です。

脳は、このように人が原始的な生物から高等生物へと進化してきた歴史を反映しているのです。「考えること」は人間の進化の証。

新しい脳を使うことで、古い脳で生じた怒りなどの感情を押さえ込むこと、これが「理性」と呼ばれるものです。事故や病気でこの新しい脳がうまく働かなくなると、感情を押さえたり、相手の気持ちを考えて行動することができなくなったりします。

ストレスは基本的に古いほうの脳の働きによって引き起こされます。ですから、新しい脳でどう対処していくかを考える必要があります。

計算したり、客観視したり、別のことに集中したり……新しい脳で何かをすると、新しい脳が古い脳から資源を奪って活動してくれます。すると、古い脳の働きが減って、ストレスや感情が抑えられるわけです。

つまりストレス対策とは、人間の知の結晶とも言えるわけです。

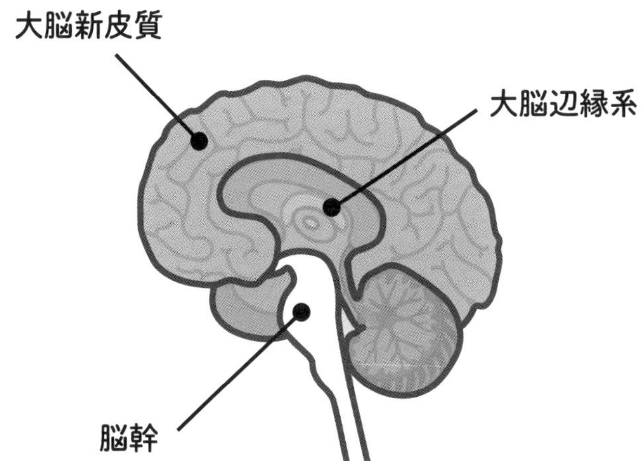

図解ストレス解消大全　contents

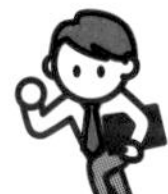

CHAPTER 2 【仕事中・AM】
仕事のスタートダッシュを測る科学的な方法 43

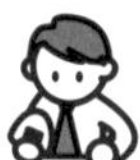

CHAPTER 3 【お昼休み】 モチベーションを充電する科学的な方法 73

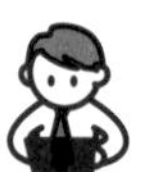

CHAPTER 4 【仕事中・PM】 集中力をとり戻す科学的な方法 97

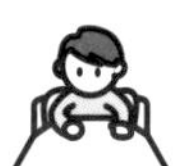

CHAPTER 6 【夜】
1日のストレスをとり除く科学的な方法 171

CHAPTER 7 【休日】
癒しと活力を与える科学的な方法 211

CHAPTER 1

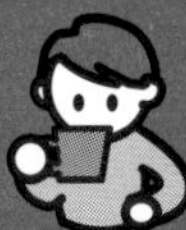

【朝】
1日の不安・心配を とり除く科学的な方法

01-14

朝、目覚めたら楽しい記憶を思い出す

効果：イライラ／憂うつ

―ケンブリッジ大学　アスケルンドらの研究―

●朝、1日のストレスを軽減する技術

朝は“ストレスホルモン”として知られる**コルチゾール**の値が1日で一番高いことが明らかになっています。寝覚めが悪いのには理由があるわけです。

朝からイライラするのを防ぎたい。そんな人に参考にしていただきたいのが、ケンブリッジ大学のアスケルンドらが行った「朝からストレスを軽減する」方法です。

研究では、14歳の若者427名を対象に、目が覚めたとき、ネガティブな記憶とポジティブな記憶をそれぞれ合図とともに思い出してもらい、1分後にその反応を調べるという実験を6回ずつ行いました。

そして**1年間その追跡調査を行ったところ、ポジティブな記憶を思い出した被験者の多くがコルチゾールが減少し、長期的にも自分のことを否定的に捉えることが減っていた**のです。

そもそもこの研究は、うつ病対策を考慮して行われました。天敵であるコルチゾールが高くなる朝に、前向きな人生経験を思い出すだけで、うつ病のリスクを低下させることにつながったのです。

●1日に何度も思い出そうとすると逆効果

しかし、だからといって、1日に何度も楽しいことを思い出せばいいというわけではありません。理化学研究所の木村らの研究によれば、**過去の記憶を思い出す頻度が増えると、記憶障害を引き起こす可能性**が指摘されています。

歳を重ねると、脳の嗅(きゅう)内野と呼ばれる部分に「タウ」というタンパク質が蓄積します。このタウタンパク質によって、記憶障害が引き起こされると考えられていて、認知症とも関係していると言われています。

木村らの研究チームは、マウスを使った実験で、過去の記憶が長時間にわたって脳を刺激したときに、タウタンパク質を蓄積しやすくさせる「GSK-3β」という酵素の働きが活発になることを突き止めました。

タウタンパク質をどのように減少させればいいかに関しては、まだ解明はされていません。ただし、新しいことを覚えたり、始めたりしない限り、どうしても脳は昔の記憶を思い出しがちです。

毎朝、楽しかったエピソードを1分間思い出すこと。そして、定期的にメンテナンスとして新しい刺激を注入していくことこそ、ストレス&記憶障害軽減につながります。

朝起きてどんな記憶を思い出すかが重要なワケ

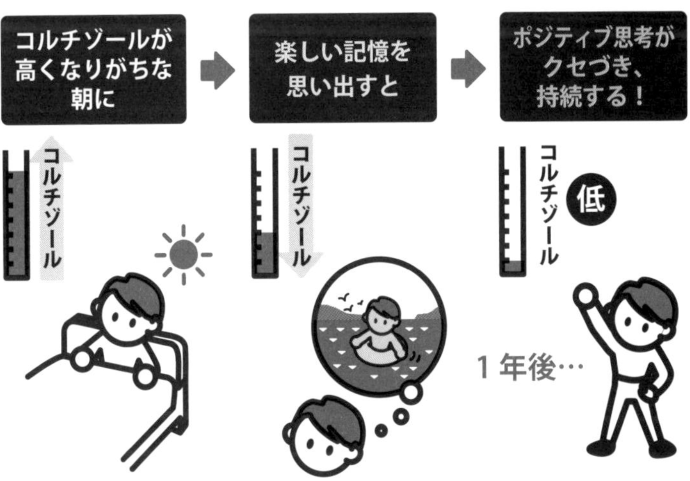

朝目覚めたらすぐ、楽しかった記憶を1分間思い出す。

ジョギングをする

効果：感情コントロール

—東京大学　リューらの研究—

●ジョギングで気分が晴れるのには科学的な理由がある

嫌なことやストレスが溜まっているときは、ジョギングをすると気持ちが向上していくということが判明しています。

しかも、物理的な理由が存在するというから驚きです。

ハーバード大学のバーンスタインとマックナリーは、**うつなどを含めた感情のコントロールにはジョギングが有効**だと述べています。

彼らの研究では、被験者をジョギングを行うグループとストレッチを行うグループに分け、それぞれ30分ほど行ってもらったあと、涙を誘う映画を見てもらいました。

結果としては、映画を見て悲しい気持ちになることにはどちらのグループも変わりはありませんでしたが、その後の**リカバリーはジョギングをしたチームのほうが顕著に早かった**のです。

●走る衝撃で脳から分泌される物質が活性化する

また、東京大学のリューらの研究では、**走るときに一歩一歩、頭部に衝撃が掛かることで、脳から分泌される物質が活性化**されることが実験で示されています。

実験では、マウスを1週間、トレッドミル（ランニングマシーン）で走行させ、どのような反応を脳が示すかを調べました。

1日30分ほど走らせたところ、**覚醒、気分、記憶、そして自律神経調節などと関係するセロトニンの受容体が活性化**されていることがわかりました。

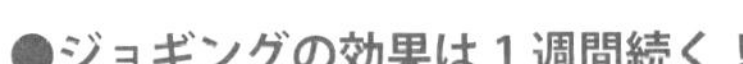

●ジョギングの効果は１週間続く！

しかも１週間つづけると、最後の運動から**72時間以上１週間までは効果が持続**することがわかりました。

気分が落ち込みそうになったら、ジョギングをしにいく。しかも、継続すれば自律神経の調節機能も改善されて、元気な体質になっていきます。

外気を吸うだけでも気分転換によさそうですし、その効果は科学的にも実証されているのです。

ジョギングの計り知れないその効果とは？

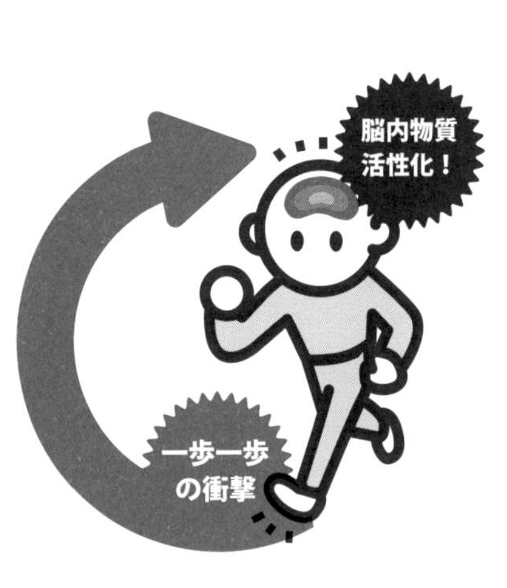

ジョギング

する○ しない✕	
月	○
火	○
水	○
木	○
金	○
土	○
日	○
月	✕
火	✕
水	✕
木	✕
金	✕
土	✕
日	✕

効果が続く！

ストレスが溜まったらジョギングをする。
ストレスが溜まりそうな出来事の前にもジョギングをする。

最強のモーニングルーティンを試す

効果：脳疲労／やる気

—千葉大学　リーらの研究—

●モーニングルーティン①　運動をして心拍数を上げる

朝は頭の働きが鈍くなるもの。そんなときに有効なのは、運動です。脳が働くために必要なのは、糖分と酸素。ですから**食事で糖分を確保しつつ、運動で心拍数を上げて、酸素の乗った血液を脳にドンドン送り込むのが効果的**です。

山口大学の佐々木と塩田が行った実験では、被験者にまずラジオ体操をしてもらい、続いてボールのドリブルやジョギングをさせて、心拍数を120～140拍／分に高め、その後、計算をしてもらいました。すると、解答数と正答数が向上しました。

つまり、運動してから作業をしたほうが、頭がよく働いている状態で作業できるということがわかったのです。まさに、仕事前にはもってこいのアクションではないでしょうか。

●モーニングルーティン②　朝風呂に入る

また、運動して一汗かいたらお風呂に入るのも効果的です。

千葉大学のリーらの研究では、10分間ほど、摂氏40度のお風呂に入ったり、シャワーを浴びたり、ミストサウナに入ってもらい、入浴後に課題をさせるという実験を、朝7時から数時間ごとに行いました。

すると、**体の疲労回復にはお風呂やミストサウナがシャワーよりも効果的**だということがわかりました。

また、課題の正答数については、午前10時ころからのお風呂とシャワーの場合に高くなることがわかりました。

そして、お風呂やミストサウナは注意力や判断力を高めることが期待できることもわかりました。また、お風呂に入るとその後疲れにくくなることも示されました。

ちなみに、東京ガス都市生活研究所の研究報告によると、**朝、シャワーを1分間浴びるだけで体臭が減り、しかも夕方まで効果がある**ということです。元気も出て、清潔になって、一石二鳥、ぜひ朝にお風呂に入る習慣を身につけてみましょう。

科学者が導きだした最強のモーニングルーティンとは？

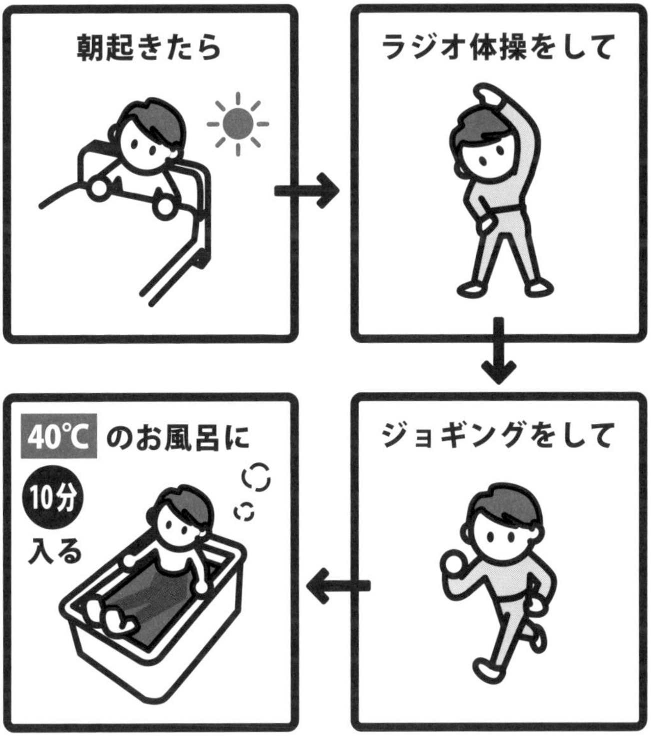

朝起きたら、ラジオ体操をしてジョギングをし、40度のお風呂に10分間入る。

爪をきれいにする

効果：不安感／緊張／疲労

—京都大学　平松らの研究—

●化粧をしたら自己満足度が上がる

自分自身を好きになり、自分を大切だと思えるようになるには、まずカタチから入ってみることも大事です。

同志社大学の余語らが、20代の女性24人を対象にした研究では、**メイクをすると自尊心や自己満足度が高くなり、化粧をプロにしてもらうと不安感が減り、声のトーンが高くなる**ことが観察されています。

●化粧をした自分を見ると脳波が安定

長崎大学の土居の“化粧と自尊心に関する研究”では、若い女性を対象に、「①普通の自分の顔」「②人工的に美しくした自分の顔」「③人工的に醜くした自分の顔」といった3パターンを見ているときの脳の活動を計測しました。

その結果、後側頭部で記録されるN250という脳波の成分の振幅が、「③人工的に醜くした自分の顔」に対して、著しく増大するということがわかりました。N250というのは、刺激を提示してから250／1000秒後に現れる脳波で、自尊心が低いほどこの脳波が増大します。

したがって、この実験結果は、**「本来の自己イメージよりも醜く劣化した自分の顔を見せられると、自尊心が低下する」**ということを示しているわけです。自分の外見と自尊心は大きく関連しているのです。

●マニキュアを塗るだけで不安、緊張、疲労が減少

最近は男性でもメイクをする方が増えてきていますが、「化粧をする」ことは男性にとってはまだまだハードルが高いはず。そういう方には、ネイルなどがオススメです。

京都大学の平松らの研究によれば、大学生15人に爪にマニキュアを

塗ってもらい、どのような感情の変化があったかを調べたところ、**緊張、疲労、落ち込みなどが若干減少する**ことが示されました。統計的に見ると、リラックスという点で大きな変化があったことも報告されています。

マニキュアは、鏡を見なくても自分の目に入ります。目に入る機会が多いためこのような効果があるのではといった可能性も平松らによって指摘されています。

ということは爪を磨いたり、オイルを塗ったりするのもいいかもしれません。身だしなみを美しくすることは、自尊心がアップしたり余裕をつくったりすることにつながるのです。

身だしなみが自分のためである理由

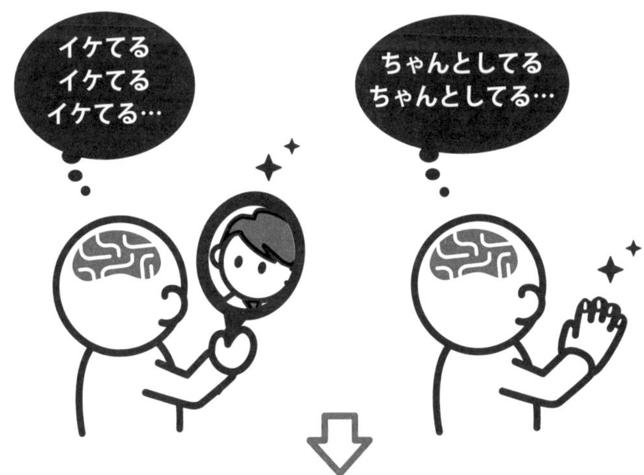

自分の価値感が高まる

誰かに見せるためだけでなく、自分のためにも、身だしなみを整える。

暖色をとり入れる

効果：やる気／元気

—ガーズィ大学　イールディリムらの研究—

●暖色系の色みは人を元気にさせる

科学的なエビデンスに基づいて色を扱い、自分の気分を演出する。色彩心理学は、19 世紀から研究が行われている分野です。

ガーズィ大学のイールディリムらの研究では、被験者にパソコン上に映し出された暖色系のトーンのリビングルームと寒色系のトーンのリビングルーム、2 つのデジタル画像を見せて、気分を調べました。

すると、暖色系に対しては「気分が高揚する」「元気が出る」と答える一方、寒色系に対しては「気分が高揚しない」「落ち着く」などと答える傾向がありました。

●アメリカの政治家がここぞというとき赤いネクタイをつける理由

また、ロチェスター大学のフェルトマンとエリオットの研究では、被験者にパソコン上の仮想のテコンドーの試合で、赤と青の防具をつけて試合をさせたところ、被験者は赤の防具をつけたほうがより優勢で、相手に威圧感を与えると感じたそうです。

同様に、チチェスター大学のグリーンリーズらの研究では、赤色のユニフォームを着たゴールキーパーのほうが、緑や青や黄色のユニフォームを着たゴールキーパーより、ペナルティーキックが決まりにくかったという結果が出ています。

このように、**赤色はモチベーションを高める一方で、威圧感を与えてしまう色でもあるため、ワンポイントでのコーディネートが効果的。**

昔からよくアメリカ大統領選では、ここぞというとき立候補者が赤いネクタイをつけたりしますが、それには赤の色がもつ効果を利用してのことなのです。

私たちが日常で暖色系をとり入れるなら、落ち込んだ気分を高揚させたいときは、オレンジなどの色を使うと効果的です。

プレゼンなどここぞというときには、赤をワンポイントで使うのもいいでしょう。

●イライラやストレスを抑えたかったら青色をとり入れる

一方、長岡科学技術大学の野村の研究によれば、**青色はストレスを下げる効果があることが立証**されています。

このように、色にはそれぞれの効果があります。才“色”兼備になるためには、状況に合わせて色をとり入れてみることをおすすめします。

赤色と青色を使い分ける

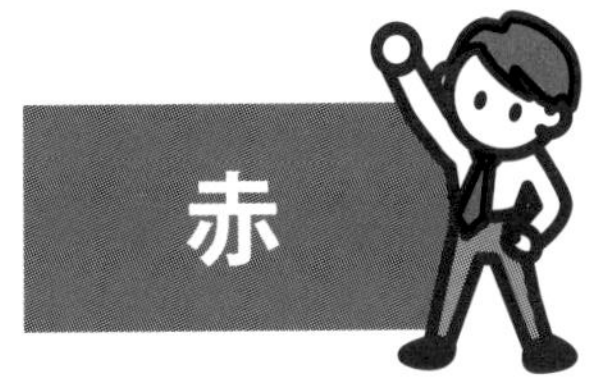

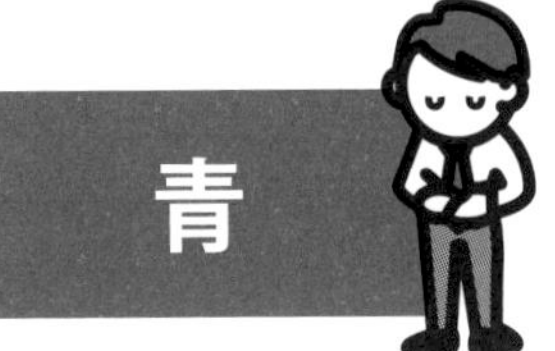

赤	青
☑ モチベーションを高める	☑ イライラを抑える
☑ 気分を高揚させる	☑ 心を落ち着かせる
☑ 力強く見せる	☑ リラックスさせる
☑ 情熱的に見せる	☑ 知的に見せる

元気を出したいなら暖色系を、
イライラを抑えたいなら寒色系をとり入れてみる。

参照点を逆手にとる

効果：コンプレックス

―カリフォルニア大学サンディエゴ校　ラネカーの研究―

●「参照点」とは何か？

自分の容姿にコンプレックスを抱えて、精神的に落ち込む人は少なくないと思います。自身のコンプレックスといかにして向き合うか――その際、**「参照点」**を逆手にとると、コンプレックスが気にならなくなります。

人間が、対象となる人や物事の特徴を見つけて、それを手がかりにしてその対象を認識したり、表したりすることを「参照点能力」と言います。そして、その**手がかりになる特徴を「参照点」**と呼びます。

たとえば、「漱石を読む」と言った場合、実際には「夏目漱石の『小説』を読む」が本来意図している意味ですが、「漱石を読む」でも意味は通じてしまいます。これは、より特徴的な「漱石」という部分を参照点として、我々が勝手に「漱石の小説を読む」と認識するからです。

●「参照点を逆手にとる」とはどういうことか？

自分が**コンプレックスに思っている部分をあだ名にされるといったケースも、じつは参照点が原因**となっています。ともすれば、その参照点をなくすことが一番の対策となるのですが、ある日突然、コンプレックスと感じているものを消し去ることができるとは限りません。

では、どうするか。

ほかの参照点をつくり上げてしまえばいいのです。「参照点」を逆手にとるとは、こういうことです。

自身の顔があまり好きになれないなら髪型を大胆にチェンジすることで、他者の参照点は顔から髪型に変わります。肥満体型が気になるのなら、体型よりも気になってしまうだろうポジティブな参照点をつくってしまえば、「太っている人」というイメージは薄れ、そのストレスから解放されやすくなります。

●伊達メガネをする人がいるのはなぜか

目つきの鋭い人が、そのコンプレックスをなくすために伊達メガネをかけるという話を聞いたことがある人は多いのではないでしょうか。

また、個性がなかったり、人から顔を覚えてもらいづらかったりする人は、あえて「トレードマーク」をつくり出すとプラスに働くはずです。色縁のメガネをかけてみたり、帽子をかぶってみたり。

芸人さんに多く見られますが、参照点をつくり出すことは、自分のアイデンティティをつくり出すことにもつながるのです。

「参照点を逆手にとる」具体的な方法

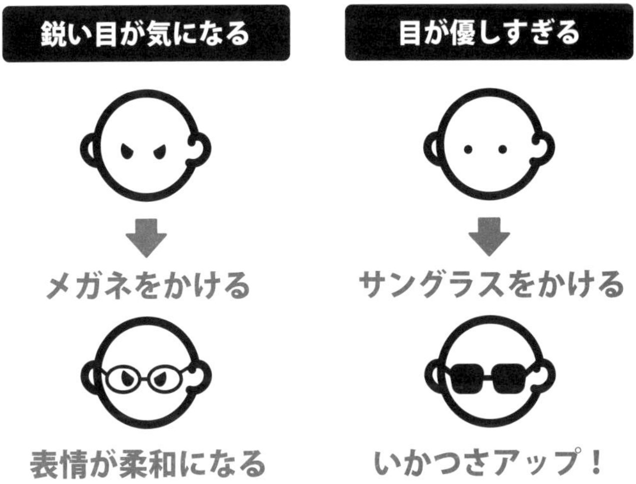

鋭い目が気になる	目が優しすぎる
↓	↓
メガネをかける	サングラスをかける
表情が柔和になる	いかつさアップ！

**コンプレックスが気になるなら、
ほかに目立つ特徴をつくって目を逸らさせる工夫をしてみる。**

1つずつ確認する

効果：不安／心配

—千葉大学　石川亮太郎らの研究—

●心配しすぎて生きづらい人のための処方箋

不安は生存競争を勝ち抜くための武器とは言えど、心配性の傾向がある人は、何かと生きづらさを感じがちなもの。

「ああなったらどうしよう？　こうなったら？」という不安に駆られてどんどん行動が制限されてしまいます。そして、度が過ぎると「強迫性障害」になってしまったりするので注意が必要です。

どうすれば心配しすぎず、生きづらさを緩和できるのでしょうか？

千葉大学の石川らが、加害恐怖（他人に危害を加えてしまうのではないかと自分を追い込んでしまう症状）のある患者に対して行った、強迫性障害の認知行動療法の例があります。

●不安な要素を段階的に解消していく

とある男性は友人の家から帰宅する際、「肩がけのカバンなどがガスコンロに触れてしまい、点火させ、自分のせいで火事になってしまう」という強迫観念があり、しつこいほど火の元の確認をしていたそうです。

そこで、石川らはこの男性と一緒に、本当に肩がけのカバンだけで点火できるのかを検証するため、実際に肩がけカバンでガスコンロに触れる実験を行いました。そして、ガスコンロのスイッチは固く、カバンをぶつけたり、押しつけても点火しないことを一緒に実証しました。

この結果から、男性は徐々に、友人宅に行っても火の元を確認せずに帰宅することができるようになりました。

不安な要素を、実際の体験などを通して段階的に解消していくことで、最終的にはあまり気にならなくなる——。

この事例は、“やっても意外と平気だった”という経験を積んでいくことが有効であることを示しています。

●心配事の 9 割は起こらない

実際、ペンシルバニア大学のボルコヴェックらの研究によると、**心配事の 79 パーセントは実際には起こらず、しかも、残りの 21 パーセントのうち、16 パーセントの出来事は、事前に準備をしていれば対処が可能。つまり、心配事が現実化するのは、たった 5 パーセント程度**という結果を導き出しました。

ですから、心配しすぎる傾向がある人は、こういった研究の存在を意識しつつ、心配事はなるべく心配しすぎないように。

また、行動するのが不安というときは、「案ずるより産むが易し」「やらない後悔よりやる後悔」のような、自分自身を鼓舞するマジックフレーズをもっておいて、ことあるごとに口にして行動に移してみてはいかがでしょうか。

研究結果でわかった心配事が現実になるパーセントとは？

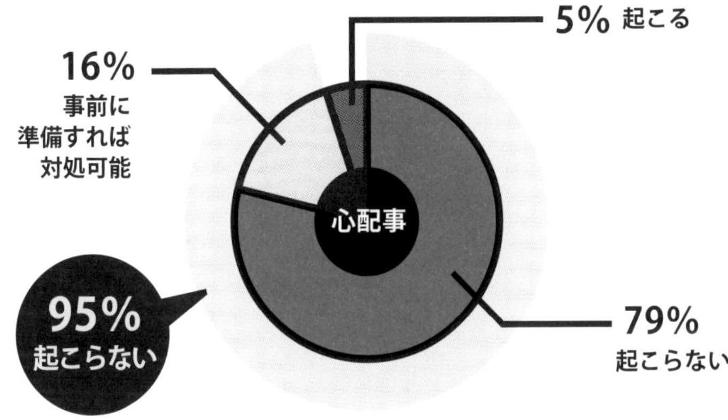

心配事があるとき、心配しすぎて動けないとき、
心配事の 9 割は起こらないことを思い出す。

不安を興奮と言いかえる

効果：不安
—ハーバード・ビジネス・スクール　ブルックスの研究—

●「不安」は知性の証拠である

不安は考え方１つで戦略的武器になります。

「感情を抑制することが、よりよい決断につながるというのは間違いだ」とは、リスボン大学の著名な神経学者・ダマシオの言葉です。

不安な状態にあるからこそ、状況をより客観的に見ることにつながる。本番に不安を覚えるから、あれこれ努力したり、対処方法を講じようと思う……“不安は知性の証拠”なのです。

また、「多少の不安や緊張がなければ、人は高いパフォーマンスを発揮できない」と、ハーバード・ビジネス・スクールのブルックスの研究で述べられています。

不安は、生物としての行動原理です。不安を感じるからこそ、何かをしなければいけないと自分自身を鼓舞させることにつながります。

●「不安」を「興奮」と言いかえるだけでパフォーマンスアップ！

興味深いことに、脳はリラックス状態以上に興奮状態にあるほうが、ポジティブな状態だということが判明しています。

ブルックスは、**不安な状態からリラックスした状態に落ち着かせるよりも、不安な状態から興奮状態に移行したほうが望ましいと唱えています。テコの原理でたとえるなら、不安という支点があった場合、力点はリラックスモードではなく興奮状態にしたほうが、より強い力を発揮できる**というわけです。

実験では100人以上の被験者に対して、見知らぬ人の前で歌わせたり、ビデオカメラの前でスピーチをさせたり、計算問題を解かせたりということを行いました。その際、次の３つのグループでパフォーマンスにどのような差が出るかを調べました。

グループ 1	実験前に「興奮している！」と声に出したグループ
グループ 2	実験前に「不安だ！」と声に出したグループ
グループ 3	実験前に何も言わなかったグループ

すると、いずれの実験課題でも、実験前に「興奮している！」と述べた被験者はいいパフォーマンスを見せたのです。

たとえば、ピッチやリズムなどで歌の正確度を見る実験では、「私は不安だ！」と声に出して述べた人は52.98パーセント、「私は興奮している！」と言った人は80.52パーセント、何も言わなかった人は69.52パーセントという違いが出ました。

●不安とはエンジンがかかっている状態である

この研究のポイントは、「不安」を「興奮」と捉え直すことです。

興奮はパフォーマンスを向上させるもので、いわば、エンジンがかかっている状態。一方、落ち着くということは、エンジンが休んでいる状態です。ですから、ドキドキしているのはいい状態なのです。

大きな舞台に臨むときは無理にリラックスさせるよりも、「わくわくしていこう」とか、「興奮しよう」と自らを奮い立たせたほうが効果的なのはこういうわけなのです。

**不安でどうしようもないときは、
「私は興奮している！」と声に出してみる。**

運がいいと思い込む

効果：集中力／不安

―ハートフォードシャー大学　ワイズマンの研究―

●科学者が見つけた運がいい人になる習慣とは？

自分はツイてない人間だ――。

こんなネガティブな思い込みは、物事を複雑化させ、ムダな悩みを抱えてしまう原因になってしまうのです。

ケルン大学のダミッシュらの研究チームが行った実験は、"思い込み力"がいかに大切かを物語る例と言えます。

彼らは、参加者全員にパターゴルフをしてもらい、半数の人だけに「あなたの打つボールはラッキーボールです」と伝えました。

すると、ラッキーボールと告げられた人たちのカップイン率は10球中平均6.75回、対して告げられなかった人たちのカップイン率は10球中平均4.75回と、結果に大きな差が出たのです。

なんと**ラッキーボールと告げられた人たちのほうが、カップイン率が35パーセントもアップした**のです。

●人は思い込みの力で自分を変えられる――プラセボ効果

ハートフォードシャー大学のワイズマンは、"いわしの頭も信心から"（信仰心が深いと、いわしの頭のようなつまらないものでも、尊く思えてしまうこと＝**プラセボ効果**）は効果的であると説いています。

ワイズマンの調査によると、**自分が幸運だと信じている人は、新聞にさりげなく仕込まれた賞金がもらえる情報を見つけて賞金をもち帰る確率が高かった**というデータがあるほどです。

同時に、「自分は運が悪い」と思っている人は、消極的かつ非社交的な傾向が強かったそうです。

プラセボ効果は一種の暗示効果でもあります。人は、なんの効果もない薬でも、効果があると言われたら実際に効き目が出てしまうように、思い込みの力でときに自分の体調を変えることができたり、自然治癒力をアップさせてしまうこともあるというのです。

ワイズマンは、運がいいと思い込むだけで周囲の視線も好意的なものへと変化し、生活に変化が表れると唱えています。

「運とは心がけと行動次第によって向上可能なもの」。

自分は運がいいと思い込むだけで、不安やストレスに悩まされる機会は減っていくのです。

運がいいと思い込むとパフォーマンスが上がる

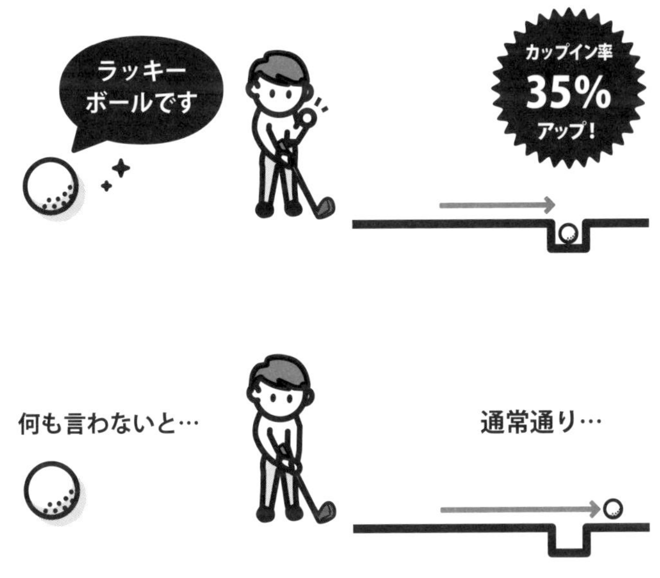

「自分は絶対、運がいい」と、日ごろから思い込む。

他人の幸せを考えてみる

効果：幸福感／不安／共感力

—アイオワ州立大学　ジェンタイルらの研究—

●他人の幸せを願うと自分も幸せになれる科学的な理由

嫌いな人間に対して、ひがみや恨みを募らせるよりも、好意的に思っている人に対して幸せを願う気持ちをもつ。

その大切さを、アイオワ州立大学のジェンタイルらの**「他人の幸せを願うと自分も幸せになれる」という研究**が教えてくれます。

実験は、496 人の大学生を対象に行い、彼らに 12 分間にわたって大学構内を歩いてもらい、その際にすれ違う人に対して、心の中で“あること”を考えてくださいと伝えました。そのあることの内容によって、次の 4 つのグループに分けました。

グループ 1　その人が幸せになってほしいと優しい気持ちを抱く

グループ 2　その人と自分にはどんな共通点がありそうか考えてみる

グループ 3　その人より自分のほうが優れていそうな点はどこかを考える

グループ 4　その人の服装やもちものについて考察してみる

このように 4 つの考え方をもつグループに分けて実験を行い、そのうえで散歩の前後に不安、幸福度、ストレス、共感性、他者とのつながりなどの要素をスコア化しました。

その結果、**グループ 1** の**他人の幸福を願うグループがもっとも幸福度が高く、不安が減少し、共感性や他者とのつながりにおいてもプラスの作用が働いた**ことがわかりました。

●他人の幸せを願う効果は、どんな人にも平等にもたらされる

さらに、この実験の興味深いところは、個人差が実験結果にほとんど影響をもたらさなかったという点です。

つまり、**自己愛が強いナルシストな人でも、協調性のある人でも、他人の幸せを願った人たちは等しく効果があった**というわけです。

●より具体的かつ身近な行為のほうが幸福度が高い

また、ヒューストン大学のラッドらの研究によれば、利他的な行為のなかでも、より身近かつ具体的な行為をするほうが、自身の幸福度を高めることが判明しています。

研究によると、「社会貢献をしよう」といった抽象的な目標の行動より、**「他人を笑顔にする」や「リサイクルの量を増やす」などの、より具体的で、実行に移しやすい行動を行った被験者のほうが、幸福度が高くなった**のです。

「情けは人の為ならず」には科学的根拠があるのです。

他人の幸せを願うことのすごい効果

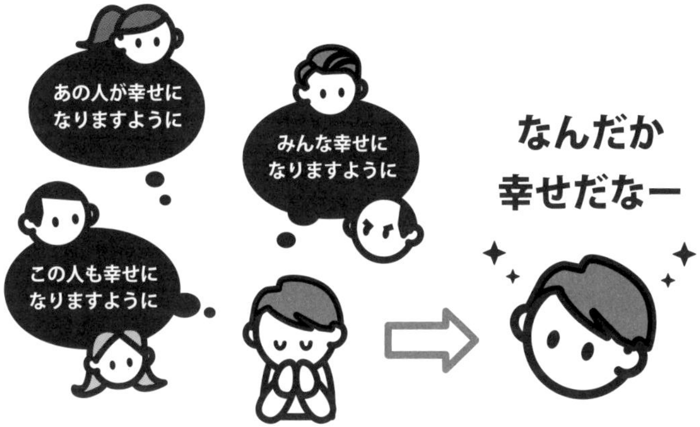

他人の不幸を願うのではなく、
他人の幸福を願う思考グセを日ごろからつけておく。

理想を高くもちすぎない

効果：葛藤／うつ

—バルセロナ大学　フェイクサスらの研究—

●理想と現実のギャップがあるほど「認知的不協和」に悩む

こうあってほしいと思う心と、なかなかそうはならない現実。理想と現実のギャップに苦しむ「葛藤」に出くわしたとき、自分のなかでどう向き合うかはとても大きな問題です。

こういった葛藤は**「認知的不協和」**とも呼ばれます。認知的不協和は不快感です。この不快感を解消するために、人は言い訳をし、自分を正当化し、他人を攻撃します。この不快感が度を超えると心の病気になってしまいます。

●「葛藤」を抱えるほど、うつ症状を招く

バルセロナ大学のフェイクサスらは、161 人のうつを抱える被験者と 110 人の精神衛生上問題がない被験者を対象に調査したところ、前者は 68.3 パーセント、後者は 34.5 パーセントが心のなかに「葛藤」を抱えていることが明らかになりました。

うつを抱える被験者の約 7 割、精神衛生上問題がない被験者と比べるとじつに 2 倍以上の人が、心のなかで相対する考えを抱いているのです。

葛藤とうつには大きな関わりがあり、うつを抱える被験者のうち、葛藤を抱える 86 パーセントの被験者が、自殺をしようとした経験があることも示されました。

●現実をネガティブにとらえる自動思考になってないか？

「葛藤」を抱える人は、こうあってほしいと思う理想に対して、現実をネガティブに捉えがちです。

ネガティブ思考の原因の 1 つに、ネガティブな**「自動思考」**があり

ます。**自動思考とは、相手や状況に応じて自分の意思とは関係なく、ふと湧き上がってくる言葉や考えのこと**を言います。

たとえば、自動思考による「私は誰ともうまくやっていけない人間だ」「誰からもメールの返信がこない。私はいじめられているに違いない」といった、論理や正当性に欠ける思い込みも、うつを抱える人に特徴的な症状です。

何らかの過去の体験をきっかけに歪んだ思考パターンが形成され、それが自動思考となって表れるのです。

ネガティブな自動思考はすぐには変わりませんが、少しずつ認識を改めることで、ポジティブな自動思考に変えていくことは可能です。

事実は１つ、解釈は無限。ですから、悪いほうに「考えすぎない力」が世の中をうまく渡る大切な能力なのかもしれません。

葛藤を抱えるほどうつ傾向が強まる理由

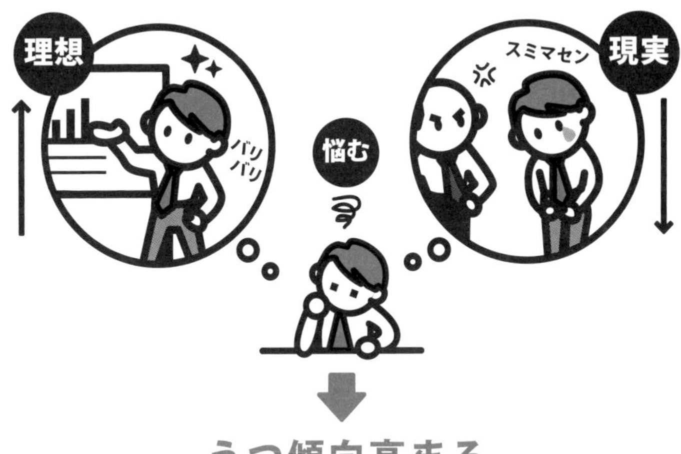

理想が高すぎないか、ネガティブな自動思考でものごとを捉えていないか確認してみる。

イフゼン・プランニングを使う

効果：誘惑／暴飲暴食／緊張／不安

―ニューヨーク大学　ゴルウィッツアーの研究―

●クールダウンさせる台本をあらかじめ用意する

むしゃくしゃして暴飲暴食をしたくなる、ストレスが溜まりすぎて散財したくなる……こんな誘惑に負けてしまいそうなときは、**「イフゼン・プランニング」**という方法を実践してみてください。

ニューヨーク大学のゴルウィッツアーは、「もし（if）○○○○○すれば、そのときは（then）△△△△△△する」とあらかじめ決めておくことが有効だと提唱しています。

たとえば、「もしストレスが溜まってカロリーの高い甘いものを食べたい！（if）」と気持ちが傾いたら、「その場でスクワットを10回しないといけない（then）」と決める。

「もしイライラしてタバコを吸ってしまう（if）」と感じたら、「コップ1杯の水を一気飲みすることでブレーキをかける（then）」という具合に決めておく。

抗（あらが）いがたい誘惑に直面したときは、**クールダウンさせるための台本をあらかじめ用意する――それが「イフゼン・プランニング」**です。

●イフゼン・プランニングで食欲をコントロールできる

コンスタンツ大学のアヒトジガーらは、94人の学生を対象に、「もし私が選んだ○○（高カロリーな食べもの）を食べたくなったら、そのことを忘れる！」と、3回唱えさせ、1週間後に、学生たちがどれくらいその食べものを食べたかを調べる実験を行いました。

その結果、**「イフゼン・プランニング」を実践した被験者は、実践していない学生に比べ、消費量が半分近くまで減っていた**といいます。

●イフゼン・プランニングで試合本番に強くなる

また、107人のテニス選手を対象にした実験では、試合の当日に、次の3つのグループに分け、試合後、本人やトレーナー、チームメイトにパフォーマンスなどを評価してもらいました。

グループ1 「試合に勝つために一球入魂でプレーをする」と目標を書いた紙に下線を引かせて署名してもらったグループ

グループ2 同じ目標を目指したうえで「イフゼン・プランニング」をしたグループ（たとえば、「集中力が足りない」などネガティブな気持ちが起こったら「落ち着くようにする」など）

グループ3 何もしないグループ

すると、**グループ2** の「イフゼン・プランニング」をしたグループの評価が劇的に良かったというのです。

イフゼン・プランニングは、前頭前皮質に機能障害をきたしている患者にも有効とのことです。ついつい誘惑に負けがちな人は、ぜひ「イフゼン・プランニング」を効果的にとり入れてみてはいかがでしょうか。

「イフゼン・プランニング」のフォーマット

If もし [　　　　] たら、

then [　　　　] する

※このフォーマットを埋めて
あらかじめ対策をプランニングしておく

誘惑、緊張、不安……を感じそうな場面を想定して、
「イフゼン・プランニング」であらかじめ対策を考えておく。

青空を見上げる

効果：疲労／不安

—大阪市立大学　水野らの研究—

●癒しの風景画像を見るだけで疲労が和らぐ

よく晴れた日に、青空を見上げる。驚くことに、たったそれだけで「癒やし」効果を得ることができるのです。

大阪市立大学の水野らの研究によれば、**青空といった「癒やし」を感じる風景や画像を見るだけで、作業中の疲労が和らぎ、集中力や効率性の低下を抑えられる**ことがわかっています。

●青色にはストレス抑制効果がある

長岡技術科学大学の野村は、赤・青・透明の色がついたメガネをかけた状態で、計算問題を 23 人の被験者に解いてもらうという実験を行いました。

その結果、青い色眼鏡をかけたときは、ほかの色に比べ、**集中力が向上し、ストレスホルモンである「コルチゾール」も減少**していることがわかりました。つまり、青色にはストレス抑制効果があったというわけです。**青色は、「神経を落ち着かせる色」として立証されている**のです。

また、農研機構と筑波大学の共同研究で、虫や蛇や事故現場などの不快な画像を見せてストレスを与えたあと、花や青空やイスの画像を被験者に見せて、血圧やコルチゾール値からそのストレス軽減効果を調べたところ、**青空や花にはストレス軽減効果がある**ことがわかりました。

●ポイントは青空の見上げ方

ここで**ポイントとなるのが、“ 背筋が伸びる ” ように空を見上げること**です。

姿勢をよくするだけで、ストレスホルモンが減少し、ストレスに対する抵抗力を高めることができるのは、54 ページの「背筋をピンと伸ば

す」の項目でも触れています。

マドリッド自治大学のブリニョールらの研究でも、大学生の被験者71人を、①胸を張った姿勢をとるグループと、②背中を縮こませた姿勢をとるグループにわけ、そのうえで自分の長所や短所をリストさせたところ、①の胸を張った姿勢をとるグループの被験者のほうが、自信を強くもつことが判明しています。

青空を見るのは、お金もかかりませんし、誰でもすぐに実践できることです。疲れたときは空を見上げる。それだけで気持ちも晴れ、自信も湧いてくるのです。

ストレス解消になる青空の見上げ方

青空を
見上げる
効果
疲労が和らぐ
集中力向上
心穏やかに
自信アップ
背筋を
ピンと伸ばして

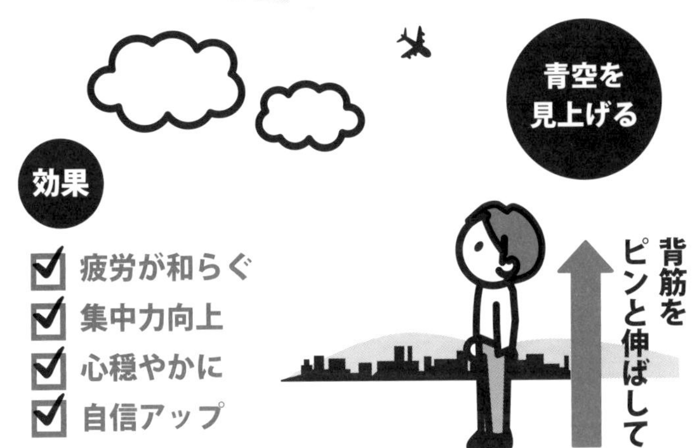

疲れや不安でストレスが高まっていると感じたら、
背筋を伸ばすようにして青空を見上げてみる。

目の前のことに集中する

効果：不安／幸福感

―ハーバード大学　キリングワースとギルバードの研究―

●不安の 95 パーセントは現実にならない

何をするにもつい不安に感じてしまう、とくに理由もなく漠然とした不安にかられる。現代人にとって、不安は大敵であり、ストレスの温床とも言える存在です。

ですが、27 ページでも触れたように、ペンシルバニア大学の**ボルコヴェックらの研究によると、「心配事の 95 パーセントは現実にはならない」ということが明らかに**なっています。ほとんどの不安が、取り越し苦労だというわけです。

●人は悩みそのものではなく、どうその悩みを解決するかで悩む

さらには、シドニー大学のザボとニューサウスウェールズ大学のラヴィボンドが行った 39 人の大学生に対する調査では、悩みごとの 48 パーセントは問題解決過程に関するものだったという報告があります。

つまり、**結果がどうなるかよりも、どうやって問題を解決しようかといったことで悩む**わけです。そして、結果は変えようがないと考える人ほど、さまざまな解決法を否定的に捉える傾向がありました。

どんな方法でやっても、「きっとダメだ」と考え、何かほかの出来事が起こらない限り悩み続ける傾向もわかったそうです。

●いまに集中するだけで、心配・悩みにとらわれなくなる

また、ハーバード大学のキリングワーズとギルバードは、「考えていることの半分は、いましていることと無関係」だと唱えています。

研究者たちは研究用のスマホアプリを開発し、研究対象の 5000 人に 1 日にランダムで何回か、「いま何をしているか」「何を考えているか」「どれくらい幸せを感じるか」などをアプリを介して尋ねました。

すると、**イケている生活を送っていたとしても目の前のことに集中していない人より、生活の変化が乏しくても目の前のことに集中している人のほうが、より高い幸福度を感じる**という傾向がわかったのです。

あれこれ考えるより、どんなことでも集中してとり組むことが幸せであり、それが散漫になることで幸せを感じづらくなってくるのです。

漠然とした不安を抱えているときは、漠然とした日々を過ごしていないでしょうか？

あれこれ心配をすることはたいてい取り越し苦労。とりあえず目の前のことを頑張る。そう考えて行動してみると、スッと心が軽くなるはずです。

目の前のことに集中すると悩みがなくなる理由

あれどーしよ
これどーしよ
できないよ～
不安だ～
辛い…
とにかく集中
カキ
カキ
?
あれ？何に悩んでたっけ？
心が軽くなる

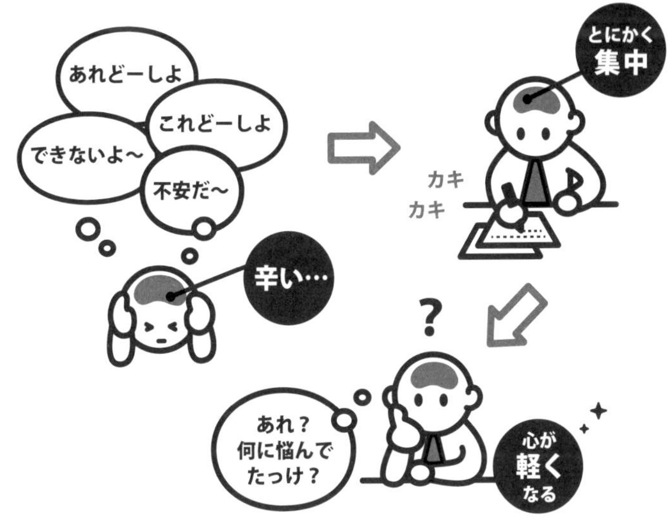

あれこれ心配したり、不安になって何もしないよりも、いま目の前のことに集中してみる。

COLUMN 01

「不安」は生存競争で勝ち抜くための武器である

不安はあらゆる行動原理に通じます。考えすぎるのも、悩むのも、口コミに頼るのも、行列に並ぶのも、ブランドが好きなのも、権力になびくのも、世間体が気になるのも、ありとあらゆる行動が、「不安」を解消したいという気持ちが原動力になっています。

進化心理学的には、人間の心のメカニズムは石器時代から変わっていません。ホモサピエンスの誕生に端を発する何十万年の人類の長い歴史からすると、文明の発達など、数分前に起こったことのように最近の話なのです。

生物の進化は長い時間をかけて起こるものです。現代文明の発達の歴史程度の短い期間では、進化が追いつけるわけがないのです。私たち人間は、狩猟時代の心と体のままなのです。

石器時代の人間は、現代から見ればなんでもないことで命を落としかねない時代でした。そのため、命を守るためには、日常のわずかな変化や違和感にも気づき、注目し、危険かどうかを見極める必要がありました。

ちょっとしたことに対してでも不安になるくらいがちょうどよかったのです。不安で心配性であるほうが危険に対する準備がしやすく、生存競争で有利だったのです。

不安は必ずしも「ネガティブ」なものと捉えず、「武器」として捉え、上手につき合っていくことも大切なのです。

CHAPTER 2

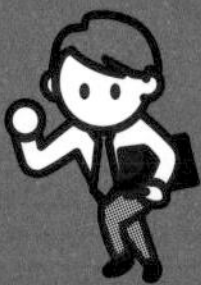

【仕事中・AM】
仕事のスタートダッシュを測る科学的な方法

15-28

あいさつをする

効果：好感度

―カンザス大学　エドワーズとジョンストンの研究―

●あいさつをしたらみんなの気分がよくなる理由

ストレスの原因の多くは、人間関係です。そして人間関係の基本は、なんと言っても「あいさつ」。じつは、きちんとあいさつはしたほうがいいということを教えてくれる、カンザス大学のエドワーズとジョンストンの研究があります。

彼らの実験は、中高校生のスクールバスの運転手と生徒たちを対象に行われました。

約45人の高校2年生と3年生の学生を運ぶバスと、約30人の中学3年生と高校1年生を運ぶバス、そして約20人の高校2年生と高校3年生の学生を運ぶバスという具合に、さまざまなスクールバスで調査を行い、運転手が「こんにちは」や「さようなら」といったあいさつをしたとき、生徒たちはどんな反応を見せるかを調べたのです。

その結果、**運転手があいさつをしないと、生徒たちはその日1日平均0～0.25回のあいさつしかしなかったそうです。**

一方、運転手があいさつをすると、平均10回前後に増加し、生徒がすすんで自らあいさつするケースも5回前後に増えたといいます。

当たり前のことかもしれませんが、生徒たちはあいさつをしてくれるバス運転手を、あいさつをしてくれない運転手より好意的に感じ、より快適なバスサービスを受けているように感じたそうです。

●あいさつは進化論的にみると敵味方を区別する手段

あいさつにはスランプがありません。

気分が落ち込んでいたとしても、あいさつをするかしないかで、まわりの反応は変わってきます。

「挨拶」という漢字の「挨」は、“心を開く”という意味があり、「拶」

には“近づいていく”という言意があります。

前述の実験が示すように、あいさつには、他者との心の距離を狭める効果があります。

あいさつは、進化の観点からは、人類が編み出した敵味方を区別するための手段でもあります。あいさつをすることで、「私はあなたの敵ではありません」ということを示しているのです。

また、あいさつは好意の印でもありますから、続けていくうちに好意の**「返報性」**（142ページ参照）で、好意的に接してくれる人も増えていきます。

このようにあいさつには良好な人間関係を構築するのに有効な、さまざまな効果があるのです。気持ちが沈んでいてもどんなときでも、ぜひあいさつだけは忘れないようにしてほしいものです。

あいさつをすることが人間関係にとって大切な科学的理由

❶味方効果
こんにちは！
この人はあいさつしてくれるから私の味方だ
私はあなたの敵ではありません
こんにちは！
いい人だなー
❷返報性効果

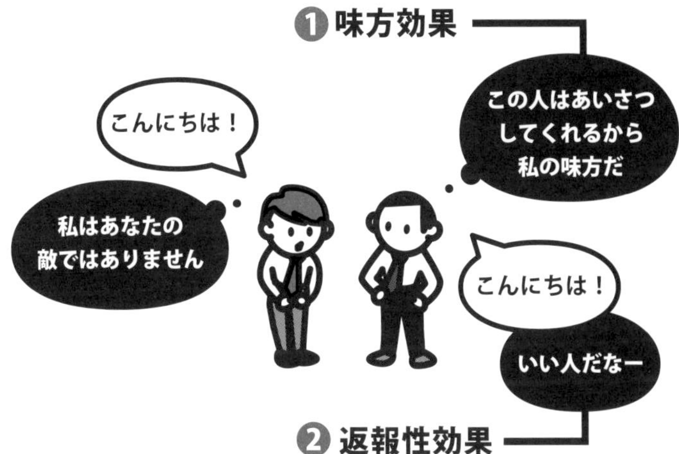

気持ちが沈んでいるときでもどんなときでも、あいさつだけは忘れない。

スキップをする

効果：憂うつ／落ち込み

―ミシガン州立大学アナーバー校　シャファーらの研究―

●跳びはねる動作をしたらハッピーになる！

気分が沈みがちなときはスキップをしてみましょう。

ミシガン州立大学アナーバー校のシャファーらは、脳科学のさまざまな先行研究をもとに、感情は体の動きによってコントロール可能であることを実験で示しました。

シャファーらは、22人の被験者に、「ハッピー」「悲しい」「怖い」「中立的」な感情をあらわす動作をする動画を見て真似してもらい、その際の脳の活動をfMRI（磁気共鳴機能画像法）で記録しました。

すると、**飛び跳ねるようなハッピーな動作をしているときには、ハッピーな感情が、肩を落とすような悲しい動作のときには悲しい感情になることが明らかに**なりました。

ちなみに、これらの感情の動作の動画をただ見た場合、ハッピーな感情の動画はとくにハッピーにはならない一方で、悲しい感情の動画を見たときは悲しい感情になるということもわかりました。

●スキップをしたら活力が向上する

シャファーらの実験ではスキップそのものではなく飛び跳ねている動作を扱っているのですが、理論と実験結果を前提に、「子どものようにスキップをすることでよりハッピーになる」可能性を、彼ら自身の論文のなかで例として言及しています。

たしかに、スキップはうれしいときや楽しいときにする動作なので、**凹んでしまったようなときは、スキップや手足を動かすポーズをすれば、自ずと気分が上っていく**というわけです。

また、朝、会社にいくとき、スキップをして1日の気分を上げるのもおすすめです。

もちろん、スキップに抵抗を覚える人もいるでしょうから、その場合は、自分だけの **“手足を動かすオリジナルムーブ”** をつくるといいでしょう。

“うれしいから表現する”だけではもったいない。

“うれしくなるために表現する”ことを覚えておいてください。

科学的に立証されていることなので、嫌なことがあったらスキップ。憂うつを晴らして気分をあげたいならスキップ。

SKIPには、「とばす」という意味もあるくらいですから、ネガティブな感情もとばしてくれることでしょう。

元気になりたかったらとにかく手足を動かす

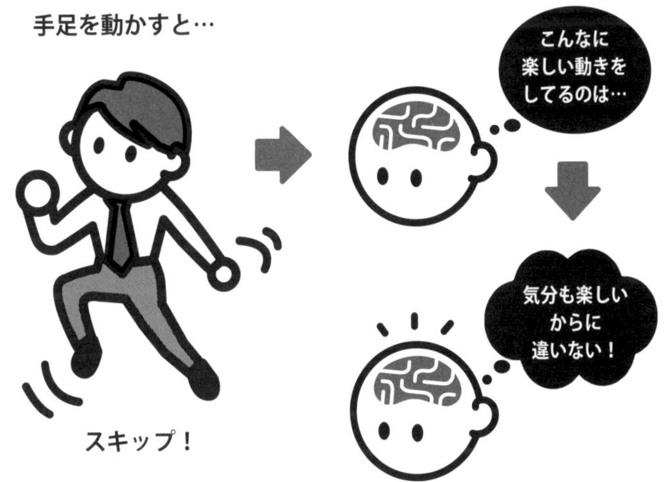

憂うつな気分になったり、凹んでしまったようなときは、スキップするなど、手足を動かしてみる。

フェイクスマイルをする

効果：不安／プレッシャー

—カンザス大学　クラフトとプレスマンの研究—

●楽しいから笑うのではなく笑うから楽しい

人が笑顔になるのは、「楽しい」「幸せ」だからではなく、笑うから「楽しい」「幸せ」と感じることを知っていますか？

つまり、たとえそれがつくり笑顔（フェイクスマイル）であったとしても、幸せな気分を呼び起こすことができるのです。

カンザス大学のクラフトとプレスマンは、被験者に口にさまざまな形で箸をくわえさせるという面白い実験を行っています。

1分間氷水に手をつけてもらうなどしてストレス値を上げ、次の3つのグループに分けて、心拍数やストレスの度合いを計測しました。

笑顔になる口の形をしただけでストレスが減る

【グループ1】	【グループ2】	【グループ3】
唇が触れないように歯と歯で縦にくわえる	唇が触れないように歯と歯で横向きにくわえる	ただくわえる
II	II	II
軽い笑顔になるくわえ方	口角が上がる大きな笑顔になるくわえ方	笑顔にならないくわえ方

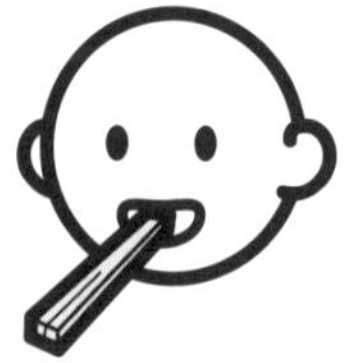

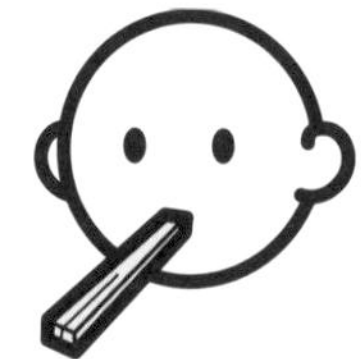

その結果、グループ2のくわえ方をしていた被験者たちのストレスや心拍数が、もっとも低くなることが明らかになりました。

また、マンハイム大学のストラックらの同様の実験においても、**笑顔を無理矢理つくらされた被験者は、与えられた漫画をより楽しく読めた**という結果があります。

ただ、自分の気持ちに反して笑顔をつくると気分がより落ち込むという研究結果もあるため（136ページ参照）、感情的なシーンでのフェイクスマイルは逆効果です。それでも、日常の些細なところではフェイクスマイルをつくるだけでストレスが軽くなるのです。

また、カリフォルニア大学のオードハーティーらのfMRIを使った研究で、**笑顔の人は、それを見た人の脳の報酬系を活発化する**ということもわかっています。笑顔は、自分もまわりもハッピーにしてくれるのです。

笑顔で自分もまわりも幸せになる科学的な理由

自分は笑っている
ということは
嬉しいんだな
モニタリング
何か嬉しい
報酬系

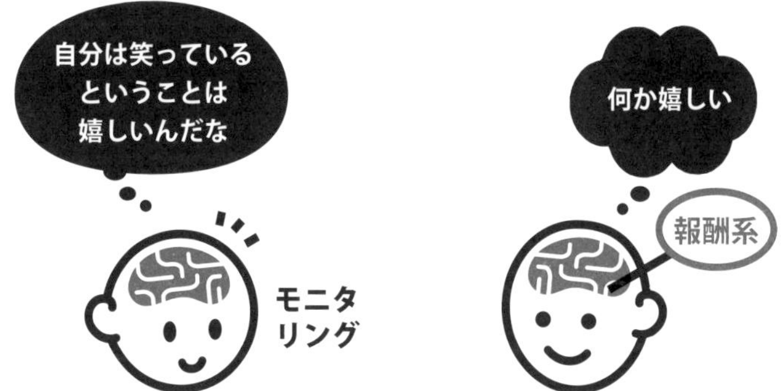

科学的根拠のある「フェイクスマイル」で、
いい環境をつくりあげる。

うるさすぎず静かすぎない場所で作業する

効果：肥満／イライラ／集中力／創造力

―イリノイ大学　ミータらの研究―

●騒音はストレスレベルを上げて太りやすくさせる

騒音の激しい場所にいるとイライラしてしまいますが、それどころか、**“騒音の大きい場所に住むと太る”**というスウェーデンのカロリンスカ医科大のエリクソンらの研究があります。

約5156人を対象に、騒音と肥満の関係性を統計的に調べたところ、空港、鉄道、大きな幹線道路などの近くに住む人は、相対的に体脂肪の量が大きかったそうです。個人差もあるでしょうが、女性だけで言えば、**騒音が5デシベル上がるごとにウエストが1.51センチ増える**ことも数字上明らかになっているほど。

●騒音でストレスホルモンが分泌、前頭の働きが阻害される

騒音の刺激を受けると、ストレスによって**コルチゾール**、すなわちストレスホルモンが分泌されます。コルチゾールが増えると、食欲は増え、睡眠の質も下がってしまいます。当然、太りやすくなるというわけです。

ライブハウスや映画館など、気分転換で大きな音が出るような場所に行く際は問題ないのですが、大きな音が騒音に聞こえるようになると黄色信号です。

また、**過剰なコルチゾールの分泌は、プランニングや意思決定、論理分析に関与する脳の前頭の働きを阻害する**とも言われています。音がうるさくて集中力が欠けてしまうのは、こういった理由からです。

●適度な雑音は創造力を刺激する

一方で、雑音が数多く意識に入ってくるということは、それだけ多くの情報を脳が処理しているというわけで、創造性を与えるとも指摘されています。

イリノイ大学のミータらの研究によると、比較的静かな環境（50デシベル）よりも、適度な周囲の雑音（70デシベル）、たとえば**カフェなどの場所のほうが創造性を求められる仕事においては被験者たちのパフォーマンスを向上させた**という報告もあります。

ただし、騒音に近い雑音（85デシベル）においてはパフォーマンスが低下しています。雑音以上、騒音未満こそ創造力を向上させストレスにならない空間と言えるでしょう。

自分にあった"雑音空間"を見つけよう

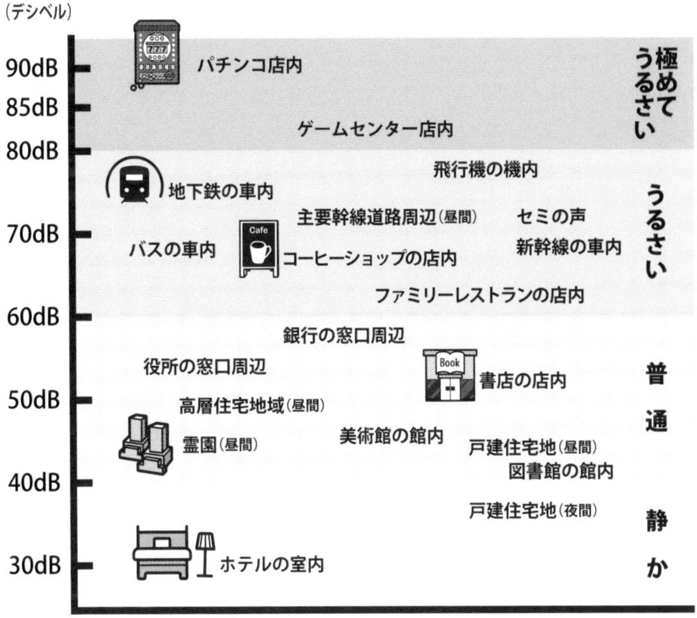

（デシベル）

90dB
85dB
80dB
70dB
60dB
50dB
40dB
30dB

極めてうるさい
パチンコ店内
ゲームセンター店内

うるさい
飛行機の機内
地下鉄の車内
主要幹線道路周辺（昼間）
セミの声
Cafe
バスの車内
コーヒーショップの店内
新幹線の車内
ファミリーレストランの店内

普通
銀行の窓口周辺
役所の窓口周辺
Book
書店の店内
高層住宅地域（昼間）
霊園（昼間）
美術館の館内
戸建住宅地（昼間）
図書館の館内

静か
戸建住宅地（夜間）
ホテルの室内

出典：全国環境研協議会　騒音調査小委員会

仕事に息づまったら、適度な騒音のある
カフェなどに移動して作業してみる。

19 とりあえずやり始める

効果：やる気

—ボストン大学のサミュエルソンとハーバード大学のビックハウザーの研究—

●やる気が出ないのには科学的な理由がある

人の行動は、「開始時」「継続時」「終了時」という過程に分けられますが、**もっとも面倒くさく感じて、気が重たくなるのが、「開始時」**です。

つまり、「やる気」が出ないのです。その原因は、**「現状維持バイアス」**というバイアスにあります。これは、ボストン大学のサミュエルソンとハーバード大学のゼックハウザーによって提唱された理論です。

人間は、現状に問題がない限り、その状態を維持しようとします。**何かを始めるということは、「安定した現状」が失われることになりますから、損失、コストと捉え、回避しようとする**のです。

脳は、新しい刺激があると活性化し、やる気のスイッチも入るのですが、新しいことを避けようとする心の作用が邪魔をするというのも皮肉なものです。

●脳にある「やる気のスイッチ」とは？

そして、東京大学の池谷によれば、脳には一度その行動を始めると、のめり込んでしまう性質があるといいます。

脳には、**側坐核（そくざかく）という"やる気のスイッチ"**に相当する部位があるのですが、これは、**何か行動を始めることによって入るスイッチ**なのです。

たとえば、部屋の掃除を始めたら止まらなくなり、「ここまでキレイにするつもりなかったのに」と思うまで掃除してしまったことは誰もが体験したことがあるはずです。

やり始めれば、やり始める前に考えていたこと以上に、脳は働き始めるというわけです。

●「やる気のスイッチ」をオンにするマジックフレーズ

ですが、それでも腰が重いときがあると思います。そういうときは、自分を奮い立たせるためのマジックワードを用意してみるのはいかがでしょうか。

やる気を後押しする自分だけのマジックフレーズを（例「あとでやろうはバカヤロウ」など）用意することで、意識のチャンネルは切り替わりやすくなります。

「なんだか気分が乗らない」「やるのが億劫」などと口に出そうになったとき、それに変わる**やる気のスイッチをオンにするオリジナルのマジックフレーズ**をあらかじめ用意しておけば、いざというとき使えます。

脳の「やる気スイッチ」をONにする方法

OFF
ON
やる気
でないなー
とりあえず
やるか…
何かやる気
出てきた！
カタ
カタ

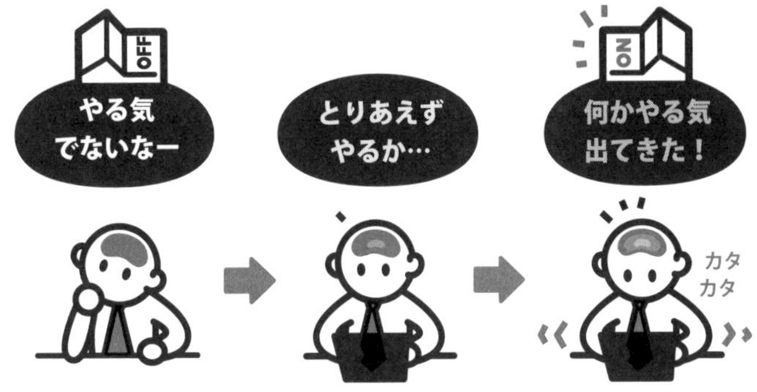

気分が乗らなくても、億劫でもとりあえず始めてみる。
とりあえず始めるためのマジックフレーズを用意する。

背筋をピンと伸ばす

効果：無気力／不安

―ハーバード大学　カディらの研究―

●背筋を曲げると無気力感やストレスを感じやすい

昨今、歩いているときも座っているときも、四六時中、スマホを眺めている人が増えています。しかし、この行為、姿勢が悪くなるだけではなく、精神面においてもあまり歓迎できないことを示す研究結果が、明らかになっています。

カルガリー大学のリスカインドとテキサスM&A大学のゴティの研究では、**背筋を曲げた場合には、無力感やストレスを感じがちになる傾向があった**そうです。うつ病患者の大半が背筋が丸まっているという観察結果もあります。

下を向いて歩いたり、スマホを見ながら歩いたりすると背筋は伸びませんから、それだけで悪い影響を与えかねないというわけです。

●背筋を伸ばして座ると自己評価がポジティブになる

一方、マドリッド自治大学のブリニョールらの研究では、71人の大学生を、背筋を伸ばして座った被験者と背中を丸めて座った被験者に分け、自己評価をしてもらいました。

すると、**背筋を伸ばして座った被験者のほうが、ポジティブな自己評価が多く、自分の考えにも自信をもつことができ、将来についてもポジティブな考え方をもつことができた**そうです。

●背筋をピンと伸ばすとストレスホルモンが減少する

さらには、ハーバード大学のカディらが行った「姿勢」に関する研究では、被験者を、①「堂々とした姿勢をとらせた被験者」、②「縮こまった姿勢をとらせた被験者」の2つのグループに分け、それぞれのグループにギャンブルをしてもらいました。

その結果、①のほうがよりリスクの高い賭けに好んで挑(いど)んだのです。

さらに、2つのグループの被験者の唾液を調べたところ、①のグループには「**テストステロン**」という決断力、積極性、攻撃性、負けず嫌いなどに関係するホルモンの増加が、②よりも顕著だったと言います。

面白いことに、姿勢を正す、背筋を伸ばす——それだけで、チャレンジ精神がわき立てられ、戦う気持ちが生まれてくるというわけです。

また、①のグループはストレスホルモンである「**コルチゾール**」が低下していることもわかりました。

背筋がシャンと伸びている人と、背中が丸まっている人とでは、人に与える印象もまったく違います。

いい印象を与えるだけでなく、自信が湧き、ストレスも軽減させるのですから、これほどいいことはありません。ぜひ、背筋をピンと伸ばして毎日を過ごすことを心がけてみてください。

背筋を伸ばす、背筋を曲げるの違いまとめ

曲げる
無気力
ネガティブ
自信がなさそう
コルチゾール増
伸ばす
やる気
ポジティブ
行動的
自信ありそう
テストステロン増

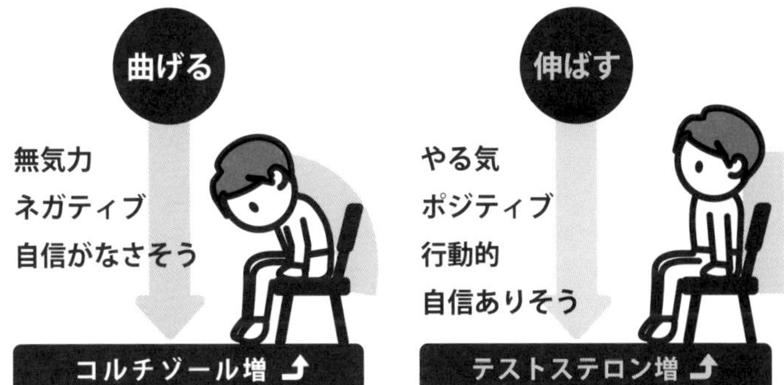

気づいたら背筋をピンと伸ばすことをクセづける。

自分で決定する

効果：責任感／達成感／幸福感

—神戸大学　西村らの研究—

●所得や学歴以上に自己決定が幸福度を上げる

他者にあれこれ言われて決定するとモヤモヤした気持ちになる——そんな人は多いと思います。

神戸大学の西村と同志社大学の八木が、国内2万人に対するアンケート調査を行った結果、“所得や学歴よりも「自己決定」が幸福感に強い影響を与える”ことがわかりました。

アンケートでは、全国の20歳以上70歳未満の男女を対象に、所得、学歴、自己決定、健康、人間関係の5つがいかに幸福感と相関するかを分析しました。

その結果、**幸福感に与える影響力は、「健康＞人間関係＞自己決定＞所得＞学歴」の順であることが明らかになった**のです。

所得に関しては、1100万円が1つの天井であることも判明し、ある程度の金額を稼ぐことができれば、そこから先の幸福度はお金ではないということが示唆されました。

●人は本来自分で決めたい欲求が備わっている

自己決定によって進路を決定した人は、成果に対する努力を惜しまないため、責任や誇りをもちやすく、達成すれば幸福感も高まりやすくなります。

「**（心理的）リアクタンス**」という現象があります。人間は、生来的に自分の行動や選択を自分で決めたいという欲求が備わっています。しかし、それを強制されたり奪われたりすると、たとえ自分にとってプラスの提案であっても無意識に反発的な行動をとってしまい、自分の自由決定をとり戻そうとします。

これを回避するためにも、積極的に自分から意思決定をして動いてい

くことが望ましいわけです。

料理をつくっているときに、横から「もうちょっと塩コショウ入れたら？」「ゆで過ぎじゃない？」などと言われると、「だったらもうつくるのやめる」と料理をつくりたくない気持ちになったりします（料理をつくらないという自由決定をとり戻す）。

ところが、自分１人で好きなようにつくると、たとえ味が微妙でも「自分は料理がうまいかも！」と達成感と満足感を得ることができます。ストレスを感じる心理的リアクタンスに陥らないためにも、自己決定を下すことが大切というわけです。

自分で決定することを繰り返すことで幸福度が増していく

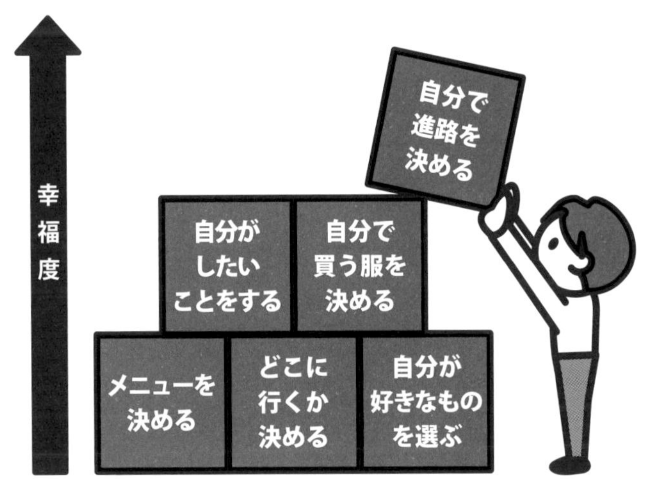

人生の幸福感、満足感を得るために、人にゆだねず自分で決定する。

時計の針を速めてみる

効果：イライラ／集中力

—東京大学　伴らの研究—

●作業効率が悪いときは時計の運秒速度を速めてみる

作業効率が悪くなると、なんだかイライラしてストレスが溜まってきてしまう――ということはよくありますよね。

そんな状況を簡単に変えてくれる魔法のような方法があります。

東京大学の伴らによる、**「時計の運針速度を速めると、作業の量的質的効率が向上する」**という興味深い研究です。

運針とは、針の動きのことです。秒、分、時間ごとに進む時計の針の速度を速めてみるのです。

実験では、下記の3つの条件を用意し、キーボードを見ずにタイピングすることができる21～24歳の被験者6人に、30分間の文章入力作業などを、日を変えてそれぞれの条件のもとでやってもらいました。

条件1 時計の運針速度を遅らせて2/3倍速にする

条件2 時計の運針速度を変えない

条件3 時計の運針速度を1.5倍速にする

そして、その結果を調べたところ、時計の運針速度と作業速度に正の相関が見られたというのです。つまり、入力文字数が、

条件3 ＞ **条件2** ＞ **条件1**

の順で多く、それぞれ約8パーセント（約400文字）の作業量の変化があったというのです。さらに、質においては、運針速度にかかわらず、有意な差はなかったそうです。

●速めたことを知っていても、作業効率はアップ！

また、時計の運針速度の変化に気づいても気づかなくても作業効率に変化はなく、また疲労度やリラックス度についても変化はなかったそうです。

運針速度を変えるだけで、クオリティを下げずに作業が早くなるというのはとても魅力的な話です。

興味のある方はぜひ、時計の運針速度を速めて、仕事をちゃっちゃと片づけてスッキリし、余裕ができた時間をさらにストレス解消のアクションに費やしてみてはいかがでしょうか？

作業速度を時計の運針速度で調整する

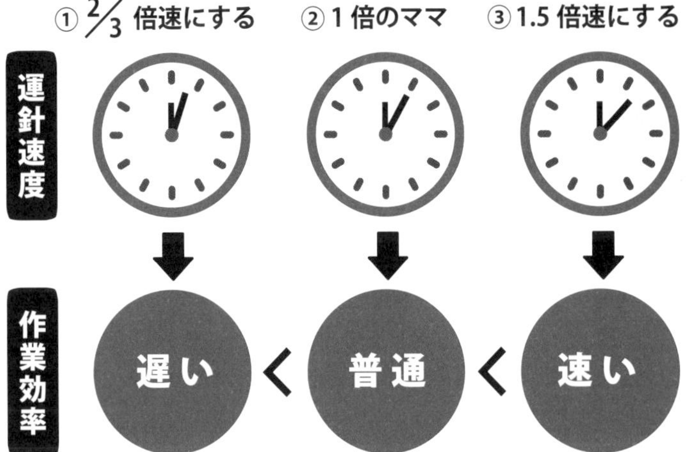

残業を減らして、時間の余裕をつくりたいなら、時計の運針速度を速めてみるのも手。

ヘンテコな動きをする

効果：元気／やる気

—サンフランシスコ州立大学　ペパーらの研究—

●変な歩き方をしただけで元気度アップ！

気分が沈んでいるときにヘンテコな動きをすると楽しい気持ちになる、というサンフランシスコ州立大学のペパーらの研究があります。

110人の大学生を、「背中を丸めてしょんぼりと縮こまった姿勢で歩くグループ」と、「同じ側の手足を同時に動かすヘンテコな動きで歩くグループ」に分け、アクション後に元気度（幸福感・絶望感、楽しい・悲しい記憶の想起など）を自己評価してもらったところ、**ヘンテコな動きのチームは元気度が大幅に向上**していたことがわかりました。

逆に、しょんぼりした姿勢のチームは、実験前の予備調査で元気度が高かった人たちですら、アクション後は元気度の大幅な低下が見られました。つまり、楽しい動きは元気になり、しょげた動きは元気をなくさせるというわけです。

●体の動きを見て脳が楽しいと勘違いする

脳科学者や心理学者のあいだでは、体の動きを見て意識が働き出すということが常識になっています。**脳は、頭がい骨という真っ暗な密室に閉じ込められていて、体のいろいろな器官から送られてくる情報を頼りに自分の状況を判断**します。

そのため、48ページのフェイクスマイルでも触れたように、「笑顔だから私は楽しいのだ」と脳が勘違いするのと同様、「変な動きをするほど私は楽しいのだ」と脳が勘違いしてくれて、実際、気持ちが楽しくなっていくのです。

●心拍数が上がって、ポジティブな気分になる

　また、ペパーらは、元気になった生理的要因として、こういった動きが心拍数を上げるためとも分析しています。**心拍数を上げるトレーニングは、うつ病の改善策として用いられることもある**ほどです。

　ちなみに、**5分間ダンスをするとポジティブな気持ちが高まり、ネガティブな気持ちが減少**し、疲労の解消に効果があるというハル大学のキャンピオンとシェフィールド大学のレヴィタの研究もあります。

　気分が沈んでいるときは、思いっきりヘンテコなダンスをして、気持ちをもち直しましょう。

脳は体の動きをモニタリングして状況を判断する

こんな変な動き
するくらい
楽しいんだな…
こんなしょんぼり
した格好して
元気ないんだな…

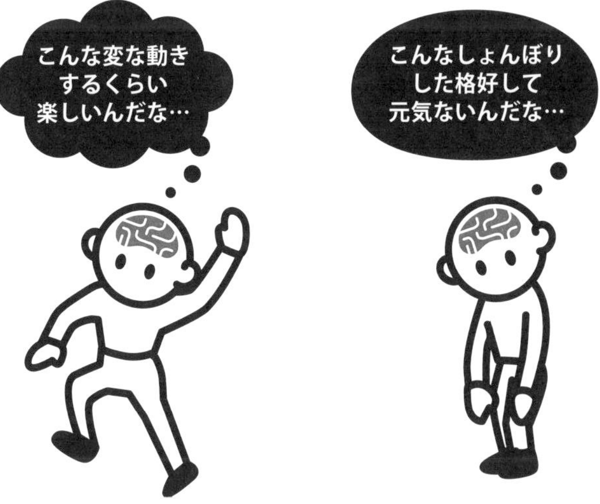

元気がないときは、ヘンテコな動きをして、
脳にアプローチしてみる。

ひとり言を言う

効果：不安／衝動／自己コントロール

―トロント大学　チュレットとインズリクトの研究―

●「ひとり言」で衝動をコントロールできる

不安で落ちつかないとき、トロント大学のチュレットとインズリクトの研究では、**「ひとり言」が自己をコントロールすることに役立つ**ことを明らかにしています。

実験では、被験者である37人の学生を次の2つのグループに分け、指定された色の図形が表示されたらボタンを押すという課題を行わせました。

グループ1　頭のなかでひとり言を言いながら問題に答える

グループ2　利き手ではない手で円を書き続けることで、ひとり言を言えない状態で問題に答える

このような状況で課題に向き合ってもらい、図形はつい間違ってボタンを押したくなるようなものを用意しました。つまり、つい押したくなる衝動をコントロールできるか否かを確かめたわけです。

その結果、脳内でひとり言を言っていた グループ1 のほうが、グループ2 より成績が約30パーセントも良かったというのです。

頭のなかでひとり言を言う、**つまり「自身の行動を言葉にして、自問自答する」だけで、衝動的に選びやすい選択肢を誤って選ぶ確率が下がった**、すなわちセルフコントロール能力が上がることが判明したのです。

●「できる！」より「できるかな？」と自問するほうが効果的

また、イリノイ大学アーバナシャンペイン校のセネイらの研究でも、**「やるぞ！」と気合を入れるより、「やれるかな？」と自問して始めたほうが良い結果を残す**ことが示唆されています。

実験では、53人の被験者を対象に、ランダムに並べられたアルファベットを入れ替え、異なる単語を10個つくり出すというアナグラム課題を行ってもらいました。

その際、事前に「I Will」と「Will I」、双方を紙に書き出して自分に言い聞かせるセルフトークをしてから臨んでもらいました。

結果、**「Will I」のほうが「I Will」に比べて70パーセントも正解率が高かく、モチベーションも上がる傾向がある**ことがわかったのです。

ちなみに、「I Will」「Will I」に加え、「I」（「意思」を意味するWillをとって、"私"だけにするパターン）と、「Will」（主語である「私」をとるパターン）のパターンでも調べたのですが、疑問形である「Will I」のみ明らかに結果が良かった——つまり、目標に向かっていくときは、質問による自己対話が重要になるというわけです。

理性を働かせるためには言語の力が必須です。衝動的に無計画にすすめるよりも、いま自分がやろうとしていること、発言しようとしていることを、いったん脳内再生し、自問自答してみると不安から解放されやすくなるでしょう。

自己をコントロールする「自問自答法」

できるかな？
こうすれば
できるかも？
でもこんなこと
があったら？
そのときは
どうすればいい？

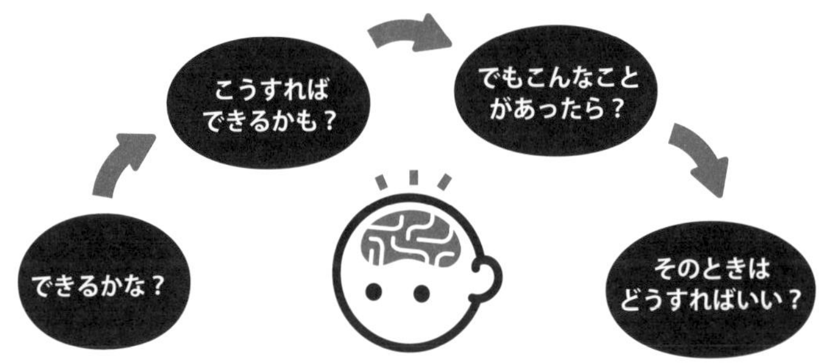

目標に向かうときは「やるぞ！」と気合いを入れるよりも、「やれるかな？」と自分に質問をする。

自己標的バイアスを味方につける

効果：不安／心配

―ケニオン大学　フェニングスタインの研究―

●「自分かもしれない」と自分を疑ってしまう理由

自分が非難されているわけではないのに、自分が言われているように感じて心配になってしまったり、ストレスに感じてしまう。

俗に、「自意識過剰」や「被害妄想」などと呼ばれる心理ですが、これは**「自己標的バイアス」**と呼ばれるバイアスによるものです。

●自己標的バイアスとは何か？

ケニオン大学のフェニングスタインは、50人のクラスを舞台に「自己標的バイアス」を明らかにする実験を行っています。

実験では、担任教師が、生徒たちにテストの返却をする際、「みんなよくできていたが、1人だけできていない人がいましたと」と告げます。

すると、50人のうち1人ですから、本来は1/50、つまり2パーセントしか該当しないはずですが、じつに20パーセントの生徒が**「もしかしたら自分のことではないか？」と不安に感じた**というのです。

また、同じシチュエーションで、「隣の生徒がそうだと思うか？」と尋ねた場合は、「そう思う」と答えた生徒はわずか8パーセントだったといいます。

他者よりも、自分を疑う人のほうが圧倒的に多かったのです。

●なぜか、自分が選ばれる確率が高いと思ってしまう

もちろん、自分や隣の生徒のテストの出来をわかっていたからこそ、自分を疑った可能性もあるかもしれません。

そこでフェニングスタインは、生徒たちに8人のグループをつくらせ、そのなかの誰か1人にデモンストレーションをしてもらうという状況で、「誰が選ばれると思うか？」を尋ねるという調査も行いました。

その結果、ほかの人が選ばれる確率よりも、自分が選ばれる（のではないか）と答える確率のほうが高くなったそうです。

●「もしかしたら自分かも」と疑うことは良いこと

もしかしたら自分に言われているのではないか――。

そう考えてしまうことは、「自己標的バイアス」によるところが大きいのですから、過度に恐れる必要はありません。

むしろ、**「自己標的バイアス」は防衛本能の一種**と言われています。「自分に好ましくないことが起こる」と疑ったほうが、自分を守る準備ができるため、そのように感じるようバイアスがかかるのです。

生存競争に勝ち残るためには、そのほうが有利。

「自己標的バイアス」がかかることを恐れずに、“活かす”ことを考えて行動を起こしていきましょう。

「自己標的バイアス」とは？

1人だけ
できてなかった
僕かも…
このプレゼンを
してもらうのは…
僕が選ばれるかも…
＝自己標的バイアス

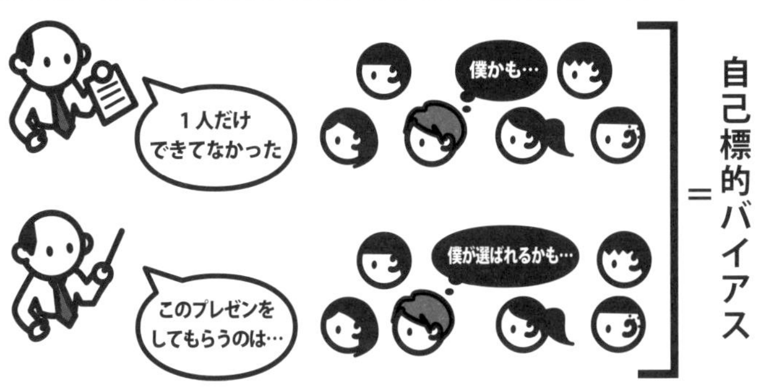

自分の確率が高く感じてしまう

自分に良くないことが起るのでは、というのはバイアスのせい。念のため対策を立てておけば安心できる。

ネガティブな言葉を使わない

効果：注意力／集中力／創造力／健康

―東フィンランド大学　ネウヴォネンらの研究―

●ネガティブな言葉を言うことは言われることと同じ

イライラしやすかったり、ストレスを抱え込みやすかったり――ふと自分の生活を見直してみると、いつのまにかネガティブな考え方やものの見方をしているということはないでしょうか？

脳は主語を区別できないとよく言われます。たとえば、「おまえはバカだ」と誰かに言ったとしても、脳は「自分はバカだ」と受けとるということです。

もしそうだとしたら、自分でネガティブな言葉を発するだけで、他者に嫌なことを言われたときと同等のダメージを受けてしまう可能性があるのです。

●ネガティブな言葉を言う人は認知症リスクが3倍

東フィンランド大学のネウヴォネンらの研究では、**「ふだんから他人を貶めたり、批判するような言葉を発したりすると、認知症のリスクが3倍も高くなる」**ことを指摘しています。

この研究は、高齢者を対象にした調査ですが、調査によると、若い時分から罵り言葉やネガティブな言葉が当たり前になるとそれが癖となり、「ひねくれ者ほど認知症リスクが高まる」と述べられています。

●ネガティブ思考は脳のリソースを消費する

また、大阪大学の苧坂らは、ネガティブな気持ちは、注意力の低下を招くことを脳科学的実験によって証明しています。

ネガティブな気持ちが起こると、ポジティブな気持ちに戻そうと脳が頑張るため、脳のリソースを多めに消費します。

結果、注意力のために使う脳のリソースが減り、注意力が低下するというわけです。注意力が下がると、当然仕事や勉強などに支障をきたしてしまい、いらぬストレスを生み出します。

●ネガティブ思考は呪いの思考

また、南カリフォルニア大学のポーラスとフロリダ大学のエレズは、暴言が他者にどのような影響をもたらすのかを研究しています。

なんと直接暴言を吐かれた人は、処理能力が 61 パーセント、創造性が 58 パーセント下がることが明らかになっただけでなく、自分の所属しているグループに対して暴言を吐かれた場合でも処理能力が 33 パーセント、創造性が 39 パーセント下がりました。

さらに、**他人が暴言を吐かれるのを目撃しただけの人でも、処理能力が 25 パーセント、創造性が 45 パーセント下がった**といいます。

暴力的な言葉や批判的な言葉が脳と心に与える影響は、想像している以上にマイナスであることがわかります。

ネガティブなマインドは、自身を苦しめ他人にも被害を与える……まさしく呪いの思考というわけです。

●ネガティブ思考への対抗策を考える

ネガティブに考えがちな人は、このことを思い出し、必要以上にネガティブな考え方をもつことは控える工夫をしていただきたいものです。

たとえば、脳は自分の言葉と他人の言葉を区別できないことを利用し、意識してポジティブな言葉を発してみてはいかがでしょうか。148 ページのようにポジティブな言葉を発する効果は計り知れないものがあります。

また、ネガティブ思考になったときへの対処法をあらかじめ決めておく、36 ページの「**イフゼン・プランニング**」テクニックも効果的です。

ネガティブに考えがちな人は、ネガティブ思考になったときの対抗策をあらかじめ考えておき、実行する。

確証バイアスに騙されない

効果：思い込み／執着

—ユニバーシティカレッジ・ロンドン　ウェイソンの研究—

●確証バイアスという、日常のあらゆる場面に潜む罠

人間は、「自分の意見や価値観に対して都合の良い情報しか見ない」という歪んだものの見方をします。

このバイアスがまるでフィルターのように働き、一度誰かに嫌悪感を抱くと、その人に関するさまざまな行動や情報のなかから、その人が悪い人なのではないかと思える情報だけを拾ってしまうようになります。

そして、その情報がどんどん積み重なっていくのです。

こういった心理が働くと、「**確証バイアス**」が発動し、一気に「その人は悪い人」という方向に傾いて、その人に関する良い側面は忘れ去られてしまいます。

この「確証バイアス」と呼ばれる現象は、日常のあらゆる場面で私たちが情報に接する際に、気をつけなければいけないことなのです。

「確証バイアス」によって歪んだものの見方のせいで、嫌な人はどんどん嫌な人に、嫌なことはどんどん嫌なことに感じてしまったりするのです。騙されてはいけません。

●視野を広くすることが、確証バイアスへの対抗策

確証バイアスに関する有名な実験に、ユニバーシティカレッジ・ロンドンのウェイソンのものがあります。

実験では、被験者に、数字が書かれたカードの裏の色を当てる手品を見せ、このからくりを考える問題を出しました。

この手品は、じつは単純な構成になっていたのですが、それにもかかわらず、みな自分が思い込んだからくりの論理に固執してしまい、2割の人しか正解にたどり着くことができなかったのです。

これは、自分がつくり上げたルールに合致している情報しか見ないと

いう確証バイアスによって引き起こされた結果だと考えられています。

人間には確証バイアスというメカニズムが備わっていることを理解し、とくに負のスパイラルに巻き込まれないようにしたいものです。

114ページの「深追いしない」の項目で紹介する「**サンク・コスト（埋没費用）**」のように気づいたら大きな損害に膨らんでしまう可能性もあります。

ものごとの良い面も同時に探していくような俯瞰的、多角的な視点をもつようにするだけで、確証バイアスに騙されなくなります。

自分をとり巻く世界も変わってくるはずです。

「確証バイアス」とは？

オレが
思うになあ
メガネも
嫌だ
何か
言い方嫌いだ
うで組んで
えらそうなのも嫌
嫌なところばかり目につく
確証バイアスのしわざ

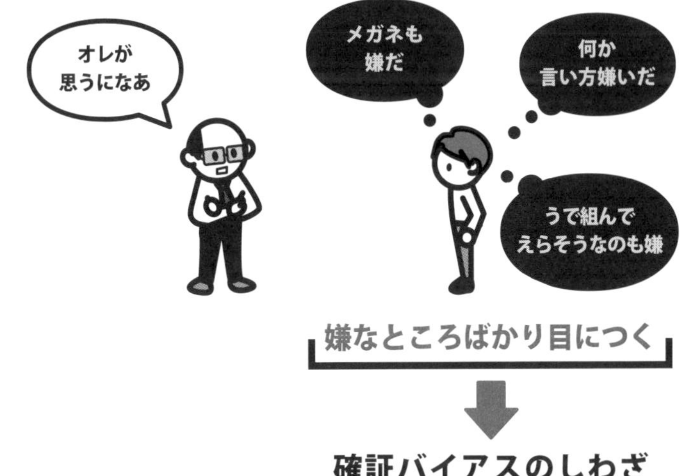

つねに視野を広げて、自分が思い込みにとらわれていないか、確証バイアスに騙されていないか確認する。

好きな人のマネをする

効果：自信回復／決断力

―南デンマーク大学　アナリティスらの研究―

●好きな人の選択をマネするとパフォーマンスが上がる

自分の決断に自信がない――そう思うことで弱気になって不安を感じてしまう人は少なくないと思います。

自信がないなら、自信がある人のマネをしてみる。じつはそんなささいな行動にも科学的エビデンスが存在します。

南デンマーク大学のアナリティスらの研究によると、1万4000人を対象にした調査結果で、「好きな人の選択をマネる場合」と「多くの人がした選択をマネする場合」では、前者のほうが、パフォーマンスが良いということを明らかにしています。

ただし、経験が少ないことに関しては、「多くの人がした選択をマネする場合」でも良い結果が得られることもわかりました。

もし自分に自信がもてないのであれば、職場の上司や同僚、親しい友人など、信頼できる人を設定し、**「この場合、あの人ならこうするだろう」と、その人のマネをするとプラスに働く**というわけです。

●マネをすることは立派な戦略である

ビジネスの世界では、成功の法則に「TTP」という言葉があるそうです。「TTP」とは「徹底的にパクれ」の略、「模倣は創造の母」とも言いかえられます。

確かに何かを模倣して、そこから発展させたことで成功したビジネスはたくさんあります。産業も芸術も模倣によって発展してきた過去をもちます。

●自分に自信をもつ効果的な方法

また、私たちは自分の趣味に合うようなお店や商品を口コミサイトやレビューを見て決め、満足することが往々にしてあります。

誰かがつくった足跡を頼りに、自分を満足させていくことは珍しいことではないのです。

そう考えると、**「好きな人の選択をマネる」ことが自信を向上させる一手になる**ことは不思議ではありません。

自信のない自分が選択するのではなく、自分が信頼している人のマネをしている自分が選択する。そう思うと妙に自信がわいてきませんか？

自分に自信がもてないなら、尊敬できる誰かをマネするところから始めてみてはいかがでしょうか。

好きな人、尊敬する人の選択をマネする

チャレンジする
尊敬する先輩
先輩がチャレンジするなら私も！
できる気がしてきた！

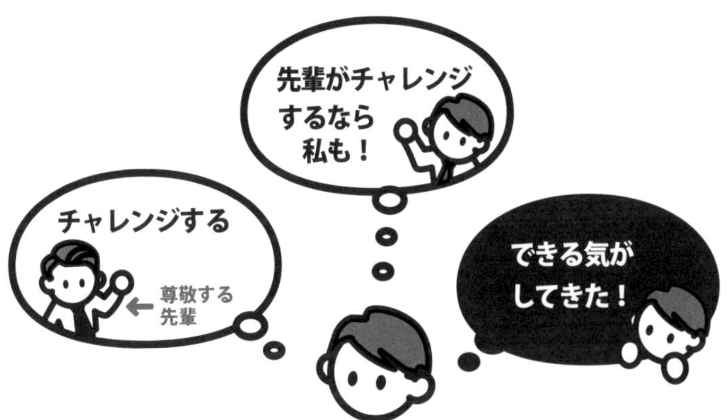

自分に自信がないなら、自分が好きな人、自分が憧れる人、尊敬できる人の選択をマネてみる。

COLUMN 02

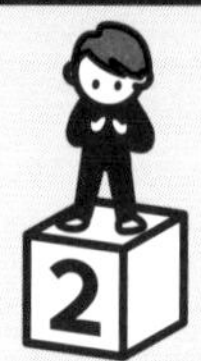

人間は考える葦である。だが、考えすぎるからストレスになる

「人は考える葦である」

哲学者、パスカルの有名すぎることばです。人は自然界のなかの１本の葦にすぎないが、考えることができる能力をもっているという点で偉大なのだということですね。そして、考えることが人間らしさでもあるということです。

ですから、考えることは大切です。ただ、考えすぎてしまうことが問題なのです。現代病と言ってもいいでしょう。考えすぎるからミスをするし、決断できなくなり、躊躇し、心の病気になってしまうのです。

考えすぎないための自分のルールを決めておくことはとても大事です。本書でも紹介した「イフゼン・プランニング」（36ページ）のように、この場合はこうするというルールを決めておくと考えずにすみます。

レストランでメニューが多すぎて決められないときはシェフのおすすめにする。やる気が出ないときは、うだうだやらない理由ばかり考えていないで、「あとでやろうはバカヤロウ」と自分に言いきかせて、とにかくやりはじめる。あるいは、やることを完全にルーティン化して、やらなければいけないことは自動的にやるように、やらないと逆に気持ち悪くなるくらいにする。

人間は、やったことよりやらなかったことをより深く、より長く後悔します。だから、やらない後悔よりやる後悔。とりあえず、自分が考えすぎずに動き出すためのルールを決めておくことが、少しでもストレスが少ない生活をしていくうえで大切なのです。

CHAPTER

3

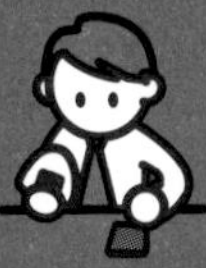

【お昼休み】モチベーションを充電する科学的な方法

29-39

空腹をがまんしすぎない

効果：イライラ／怒り

—オハイオ州立大学　ブッシュマンらの研究—

●空腹なほど狂暴さが増した「呪い人形の実験」

空腹は、感情に関するホルモンや自律神経系などの多くの組織を活性化させると言われています。

「空腹状態が続くとイライラが募っていく」ということを証明した、オハイオ州立大学のブッシュマンらの面白い研究があります。

ブッシュマンらの実験では、夫婦107組に、21日間にわたって、お互いの悪口を聞かせて、枕元に相手に見立てた呪い人形と51本の針を置いた状態で過ごさせたところ、血糖値が低いときほど、人形に指す針の数が増える傾向が出ました。

血糖値が下がると、空腹、脱力感、思考力の低下といった症状が生じます。つまり、空腹になればなるほど、自分をコントロールする力がなくなり、より多くの人形に針を刺したというわけです。

●空腹になるとセロトニンが減少する

そもそも**空腹になると、心の安定と深く関係する物質セロトニン（通称・幸せホルモン）が減少**します。セロトニンが不足すると、うつ病や不眠症などの精神疾患に陥りやすく、**セロトニンを減らさないためには、食事が欠かせない**と言われています。

●空腹が感情と行動にどのような影響を与えるか

また、ノースカロライナ大学チャペンヒル校のマコーマックとリンドキストは、「空腹は感情にどのように影響を与えるか、そしてどのような仕組みなのか」といった研究を行っています。

実験では、実験内容を伏せたまま、5時間以上食事をとっていない118人の大学生グループと、研究室に来る前に食事をとらせたほかの

118人の大学生グループとに分けました。

まず、両方のグループの半数の人に、自分が感じていることに関するエッセイを書いてもらいました。そして残りの半数の人には、中立的な、感情に無関係な日についてのエッセイを書いてもらいました。

そのうえで被験者たちに長時間にわたる骨の折れるコンピューター作業をしてもらい、終わる直前にコンピューターがクラッシュするという経験をさせたのです。しかも、その後、研究者がやってきて、研究者にそのことを責められるという追い打ちまでかけられました。

その後、一連の作業に対してどのような感情を覚えたかアンケートをとったところ、すべての生徒が動揺を見せるなか、とくに中立的な日についてのエッセイを書いた空腹の生徒のグループだけが怒りを隠そうとしなかったのです。

イライラしないためには、空腹にならないようご飯をちゃんと食べる。単純なことですが、肝に銘じておいたほうがよさそうです。

空腹になると攻撃性が増す

空腹になると

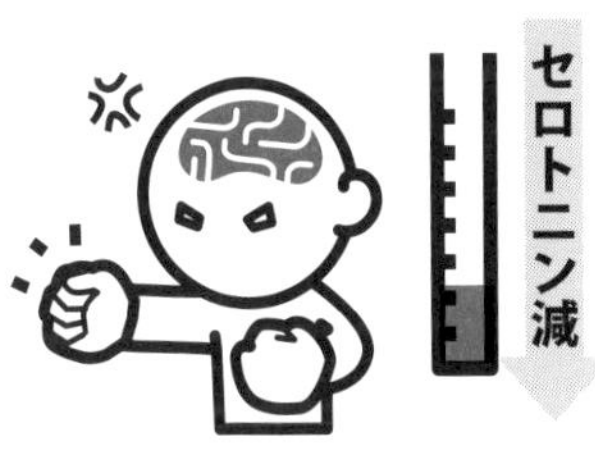

攻撃性増す

満腹時

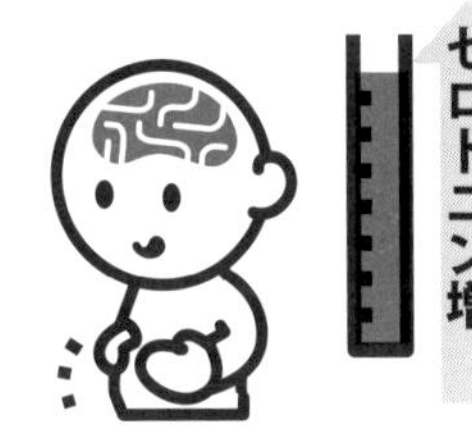

ス〜

**ストレスを溜めないためにも、
お腹が空いたら、ご飯を食べる。**

おでこをタッピングする

効果：過食防止／不安

―ニューヨーク市聖路加病院　ウェイルらの研究―

●おでこをタッピングするだけで過食が収まった！

ストレスが溜まってくると、ついつい食べ物に走ってしまうこと、ありますよね。そんなとき、**おでこをトントントンとタッピングするだけで湧いてきた食欲が解消できる**という面白い研究があります。

ニューヨーク市聖路加病院ウェイルらが行った実験で、肥満傾向の被験者の好きな食べ物への欲求を減らす方法として、以下の4つのアクションを比較して実験しました。

アクション1 指で自分の額（おでこ）を30秒タッピングする×4回

アクション2 指で耳を30秒タッピングする×4回

アクション3 つま先で床を30秒トントンと叩く×4回

アクション4 空白の壁を30秒見つめる×4回

その結果、どのアクションも回数を重ねるごとに一定の食欲抑制効果が見られました。そして、**アクション1** のおでこをタッピングした場合に、もっとも高い効果が得られ、**食欲が半分から1/3程度まで減退**することもわかりました。

●不安解消・PTSD・うつ病に効果を発揮するタッピング

こういったタッピングは、おでこ以外にも、眉毛、目尻、目の下、顎、鎖骨などに行うEFT（Emotional Freedom Techniques、感情解放法）と呼ばれるストレス解消法として知られ、その効果についていま議論されているところです。

ベングリオン大学のクロンドが2016年に行った、EFTに関する過去の研究を総合的に検討した「メタ分析」（複数の研究結果を統合し分析すること）によると、**EFT は不安解消に効果がある**と結論づけています。ほかにも、PTSD（Post Traumatic Stress Disorder：心的外傷後ストレス障害）やうつ病にも効果があると述べているメタ分析もあるようです。

ちょっと不安になったり、ダイエットをしているときは、おでこや眉毛などをトントンと叩いて、不安と食欲を吹き飛ばしてしまいましょう。

おでこタッピングのやり方

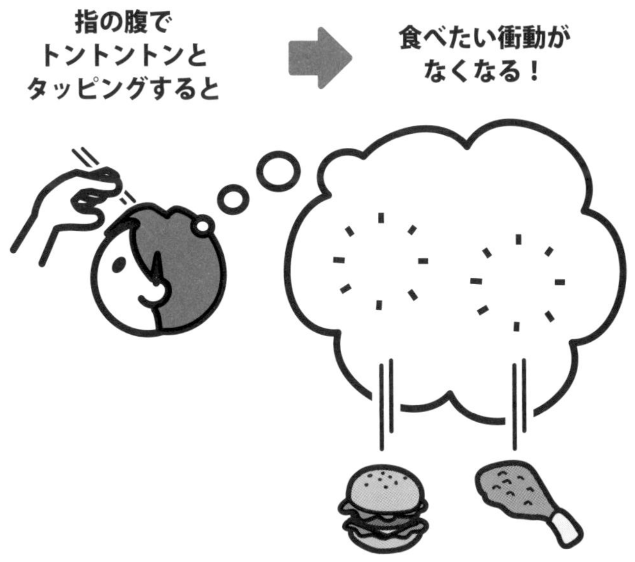

不安になったり、食べたい衝動にかられたら、
おでこをタッピングして不安と食欲を収束させる。

自撮りをする

効果：イライラ／不安／感謝／思慮深さ

―カリフォルニア大学アーバイン校　チェンらの研究―

●自撮りで自分をポジティブにすることができる！

自分に自信が持てない人は、スマホのカメラ機能を使いこなすことで、新しい自分に生まれ変わることができるかもしれない――。

カリフォルニア大学アーバイン校のチェンらは、「自撮りをし続けるとポジティブなマインドになる」という研究を行っています。

実験では、4週間をかけて41人の被験者に対して、次の3つの条件のいずれかで毎日1枚の写真を撮るように指示しました。

条件1 笑っている表情の自撮り写真

条件2 自分を幸せにするような写真

条件3 他者を幸せにするような写真

この条件のもとで撮影させ続けたところ、**条件1** **笑っている表情の自撮り写真を撮り続けることがもっとも精神衛生上、効果が高い**ことがわかったのです。

●ポジティブな写真を撮り続けるだけで何らかの効果がある

この実験の面白いところは、**条件1** 以外の写真を撮り続けた人にも変化が表れた点です。**条件2** の自分を幸せにする写真を撮り続けた人は、3週間後くらいから思慮深さや小さなことに感謝する気持ちが向上することがわかりました。

また、**条件3** 他者を幸せにするような写真を撮り続けた人は、3組のなかでもっとも対人関係へのストレスが軽減し、イライラが募りづらいということがわかりました。

このグループは、利他的行動を行い続けたために、対人関係にも配慮ができるようになったのでしょう。

スマホにはあらゆる機能がありますが、カメラ機能の使い方次第では、自分をハッピーにしてくれる道具にもなるというわけです。

● SNS にアップロードすると逆効果になることも

ちなみに SNS にアップロードすることは、承認欲求を満たすための行動ですから、別の話になります。また、SNS の利用は、逆にさまざまなトラブルやストレスの原因となるという調査もあります。

あくまで自分に向けてスマホのカメラで自撮りをする。**自撮りをし続ければ気持ちが上向きになり、思慮深さや配慮といった要素を磨きたいなら意識的に自分を幸せにするような写真を撮り続ける。対人関係のストレスを軽減したいときは、ほかの人を幸せにする写真を意識的に撮影する。**目的に応じてスマホを使いこなすといいでしょう。

スマホのカメラは幸せになるための道具にもなる

気分を上げたいなら

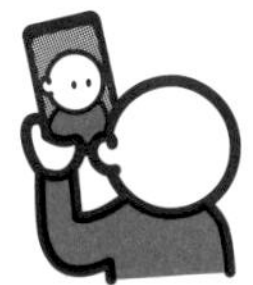

自撮りをする

思慮深くなりたいなら

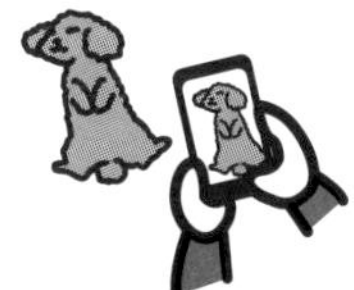

好きな写真を撮る

対人関係のストレスを減らしたいなら

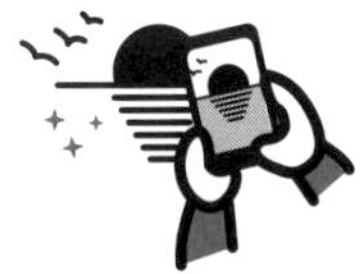

誰かに見せたい写真を撮る

ストレスを減らすためにも、写真を楽しく撮り続けてみる。

迷ったらコイン投げで決める

効果：迷い／決断力

―シカゴ大学　レヴィットの研究―

●決断することはストレスのかかることである

「どっちのシャツも良いけど、どっちを買おう」

「甲乙つけがたい雰囲気の良いレストラン、どっちを予約するか……」。

些細な選択かもしれませんが、**決断は意外にストレスがかかる**ものです。また、選んだ判断に納得がいかないと、これものちのち大きなストレスになります。

●コイン投げの決断に従ったら幸福度が上がった！

“どちらを選んでいいかわからない”――、そんなストレスを軽減させるいい方法があります。

シカゴ大学のレヴィットは、「人生の重要な選択の場面において、自分で決断できない人はどう決断すべきか」を調査するために、“コイン投げ”ができるウェブサイトをつくりました。

決めかねている内容を書き込み、画面上でコインを投げる。表が出たら「実行」、裏が出たら「実行しない」というメッセージが出る、というとてもシンプルなサイトです。

レヴィットは1年かけて4000人の悩みを収集し、その後、サイトを利用したユーザーに対して「コイン投げによって人生がどう変化したか」を追跡調査しました。

書き込まれた悩みとしてもっとも多かった内容は「いまの仕事を辞めるべきかどうか」、次に「離婚すべきかどうか」というものでした。

なかなかヘビーな悩みでコインに委ねていいのか疑いたくなりますが、その結果、**ユーザーの63%がコイン投げの結果に従っていた**ことが判明。

さらに、**コインの下した判断が表であろうが裏であろうが、悩みの解決に向かって何かしら行動をした人は、半年後の幸福度が高い**こともわかりました。

人間は、行動と気持ちが矛盾しても一貫性を保とうとするあまり「**認知的不協和**」に陥りがちです。

自分で決断することにストレスがかかるのは、選択した判断が納得いかないものになることが怖いから。

であれば、ときにはコインの表裏に委ね、「コインが決めたことだから」と割り切ってしまったほうが、無駄なストレスを抱え込まなくてすむし、結果にも満足できるというわけです。

「コイン投げ決定法」のやり方

やるべきか
やらないべきか…
表
500
ごひゃくえん
実行決定！
この方法なら
もう悩まない

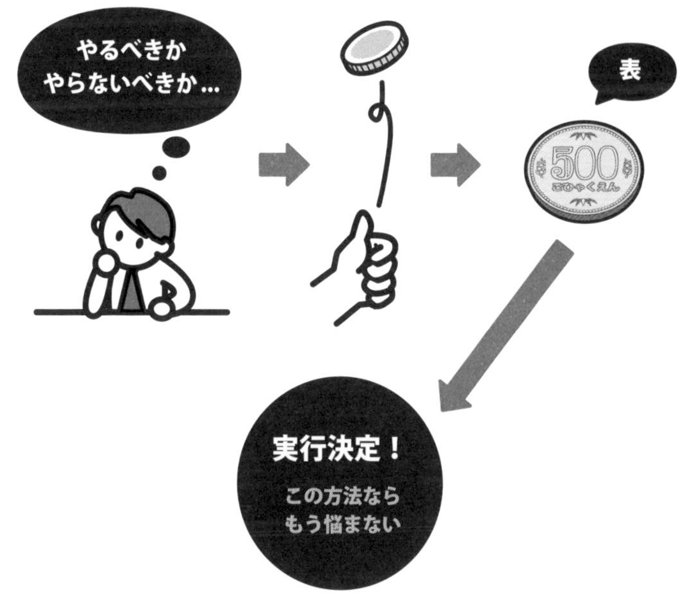

もういくら悩んでも決断できないなら、
思い切って「コイン投げ」で決めてみる。

コメディ映像を観る

効果：注意力／集中力／生産性
—ウォーリック大学　オズワルドらの研究—

●コメディ映像を観てから作業をしたら生産性アップ！

ストレスなどから落ち込んだ気持ちで仕事をしても、なかなか仕事ははかどりません。そういうときはスマホなどでコメディ映像を見るのはいかがでしょうか。

「幸せな気持ちで物事にとり組むと、生産性が約12パーセントアップする」というウォーリック大学のオズワルドらの研究結果があります。

713名の被験者を対象に、簡単な計算などの課題を解く実験を行ったのですが、その際、次の4つのチームに分けて生産性を比較しました。

チーム1 コメディ映像を見せる
チーム2 コメディ映像を見せ、作業の検証時間を長くする
チーム3 作業時にチョコレートや果物などを支給する
チーム4 作業前にアンケートをとり、直近に起こった家族内での悲しい事件について思い出させる

そのうえで、各チームの半分は条件を無視する――つまり**チーム1**～**チーム4**それぞれで、条件を行うAグループと、行わないBグループが存在しているという状況で、生産性を比較しました。

すると、**チーム1**では、コメディを鑑賞しなかったBグループよりもコメディを鑑賞したAグループのほうが成績がいいことがわかり、**チーム2**に関してはAグループのなかでも、コメディによって高まった幸福感が高い人ほど、より高いパフォーマンスを見せることがわかりました。

チーム3も同様にAグループのほうがパフォーマンスが良く、

チーム4 は、Aグループのほうが逆に生産性が落ちてしまいました。

メンタル面で落ち込むと、注意力や集中力が低下することは想像に難しくないですし、甘いものを食べると集中力が上がることも考えられることですが、コメディを観るだけでも10〜12%ほど生産性が向上するという点は見逃せません。

●コメディ映像で作業精度が3倍に！

また、マリーランド大学のアイゼンらの研究では、被験者たちにコメディや中立的な映像などを見せたあとに、ロウソクをコルク板に接着するという作業を10分間やってもらいました。

結果、**コメディの映像を見て楽しい気持ちで作業に臨んだ被験者たちは、おおよそ3倍の精度で作業をこなした**のです。

動画サイトが隆盛なおかげでいつでも楽しい映像にアクセス可能ないま、始業前や休み時間にコメディ映像を観て、バリバリ仕事に臨んではいかがでしょうか。

休憩中のコメディ映像でパフォーマンスアップ！

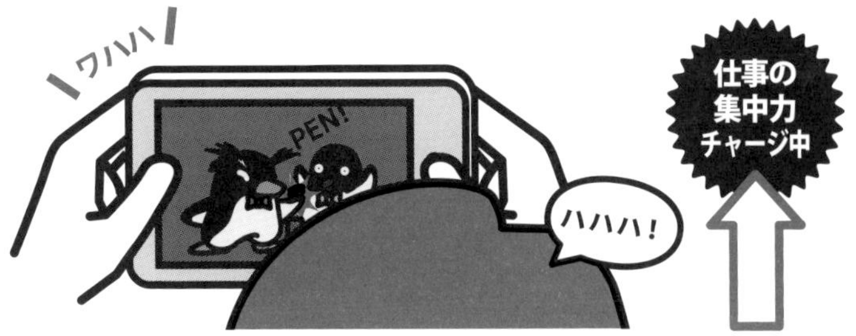

仕事で集中力が切れたら、
短いコメディ映像を観て、集中力を高めてみる。

腹式呼吸をする

効果：慢性疲労／パニック／不安／緊張／痛み

—ハーバード大学　デュセックらの研究—

●深呼吸で慢性的なストレスが和らぐ

疲れがたまっているとき、ストレスに襲われたとき、パニックに陥っているときに深呼吸をすると落ち着く——。

実際に、**呼吸法には科学的エビデンスが存在**しています。

ハーバード大学医学部のデュセックらは「**リラクゼーション・レスポンス**」という研究を行っています。

「リラクゼーション・レスポンス」とは、ストレス、痛み、不安を克服するために、人間の心の力を利用する技術のこと。瞑想法や呼吸法、ヨガ、太極拳などの呼吸を意識したエクササイズが相当します。

研究では、それらを通じて、心拍数や血圧を低下させたり、呼吸数を減らしたりすることによって、不安感・緊張感が低減するか、安堵感が増大するかを調べました。

実験では、「リラクゼーション・レスポンス」を実践している 19 人の被験者と、実践していない 19 人の被験者を選び、未経験の後者には 8 週間のトレーニングを受けてもらったうえで、実践前後で比較しました。

その結果、**「リラクゼーション・レスポンス」を行うことで、細胞の代謝、活性酸素の生成、慢性的な心理的ストレスなどに変化が生じ、短期でも長期でも効果がある**ことがわかりました。

つまり、すでに「リラクゼーション・レスポンス」を実践している人だけではなく、新規に受けた後者にも効果が表れたというわけです。

●腹式呼吸をするだけで効果がある

瞑想法や呼吸法、ヨガというと大仰なイメージを抱くかもしれませんが、これらを行わなくても、呼吸法、すなわち深呼吸をするだけでも効果はあるといいます。

呼吸法は、「胸式呼吸」と「腹式呼吸」に大きく分けられます。私たちは、いつもは胸式呼吸をしており、**交感神経**を刺激しています。

疲労やストレス、怒りなどが加わると呼吸はさらに浅く激しいものとなり、より交感神経が働くようになります。

対して、腹式呼吸は鼻で息を吸いながらお腹をふくらませ、吐く息でお腹をへこませる呼吸で、**副交感神経**が優位になります。

2秒で吸って2秒または6秒かけて吐く腹式呼吸で、爽快感やリラックス効果が得られたということが、東北大学の高橋と東北文化学園大学の佐藤らの研究によって実証されています。

深呼吸をするときは、ただ深く息を吸うだけではなく、腹式呼吸をすることが肝心です。定期的に腹式呼吸をすることが、慢性的なストレスを和らげる妙薬となるはずです。

「腹式呼吸」のやり方

1 吸う
鼻からゆっくり息を吸いこむ
お腹をふくらませながら
背筋伸ばす

2 吐く
口からゆっくり息を吐きだす
お腹を凹ませながら

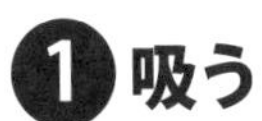

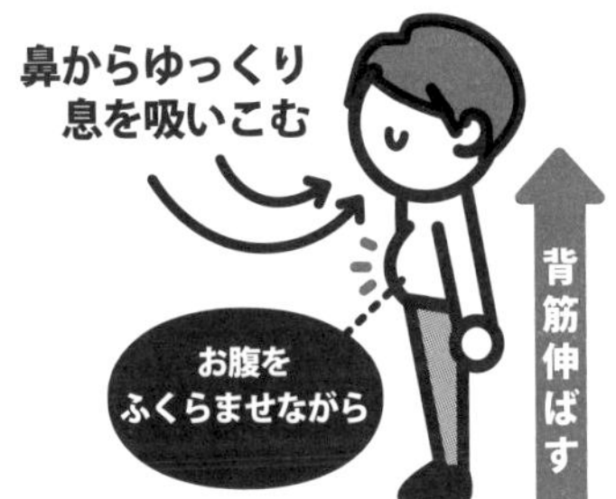

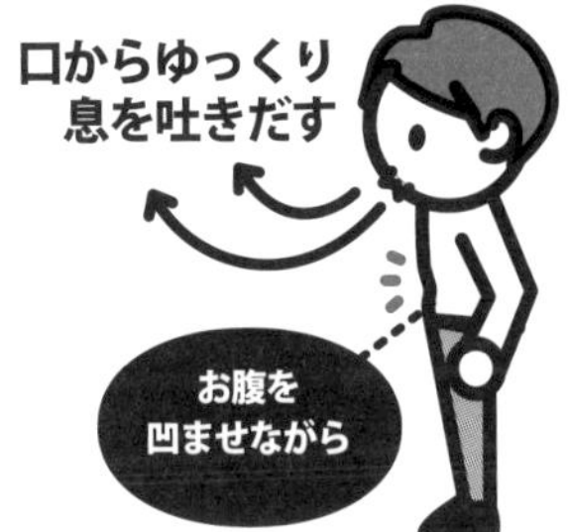

**疲れ、怒り、不安を感じたら、
ゆっくり腹式呼吸をしてストレスを和らげる。**

ボーッとする

効果：創造力

―ワシントン大学　レイクルらの研究―

●「ボーッ」とすると脳は15倍働き出す！

仕事に追われ生産性が落ち、ストレスを抱え込んでしまう。そんな人に提言したいのが、**「ボーッとすると脳は平常時の15倍働き、アイデアもわきやすくなる」**というワシントン大学のレイクルらの研究です。

彼らの研究によれば、何か行動をしているときと、ボーッとしているときの脳の動きを比較したところ、後者のほうが記憶に関する部位や価値判断に関する部位が活発に働いていたことが明らかになりました。

何かをしているとその行動をするための脳の部位に血流が多く流れます。その一方で、そのほかの部位は鈍くなる。ところが、**ボーッとすることで、使われていなかった部位にエネルギーを行き届かせることができる**のです。

●「ボーッ」している＝脳のアイドリング状態

現在、こういった脳の働きは「**デフォルト・モード・ネットワーク**」と呼ばれています。「デフォルト・モード・ネットワーク」は複数の脳領域で構成されるネットワークで、脳内のさまざまな神経活動を同調させる働きをもつと分析されています。

これまでボーッとしているときは、脳が運転停止をして休んでいる状態だと思われていましたが、じつはアイドリング状態よろしくこの**ネットワークがつねに稼働している**ことが明らかになっています。

驚くことにこの状態は、平常時の15倍の働きをもっていると言われているほどです。

トイレに行ったときやシャワーを浴びているときに、アイデアがひらめきやすいのは、何も考えずにボーッとしている状態、つまり「デフォルト・モード・ネットワーク」状態にあるからと考えられています。

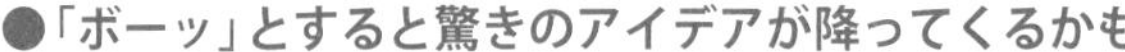

●「ボーッ」とすると驚きのアイデアが降ってくるかも

何かに没頭しているときは集中力も上がり、目的に向かってまっすぐに向かっていきますから、言うなれば脳は高速道路を走って目的を達成しようとフル回転しているような状態です。

片や、脳がデフォールト・モード・ネットワーク状態になることは、ふだん使わない下道を通るようなもの。サービスエリアにはない隠れた名店を発見するように、**脳の各所にエネルギーが行きわたるからこそ、思わぬ発見がある**というわけです。

集中しているときとボーッとしているときの脳

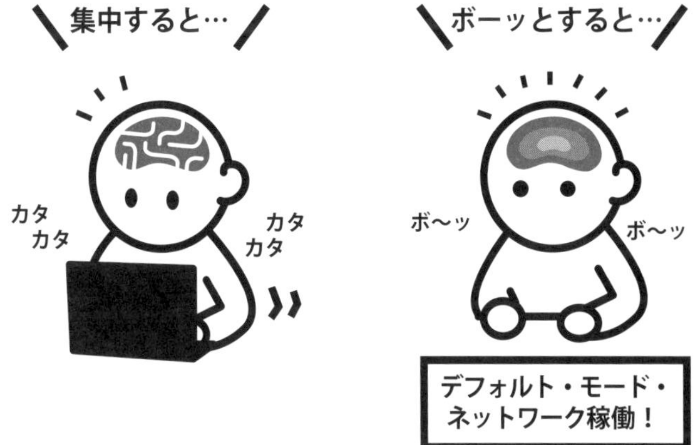

生産性が低下したら、焦って動くよりも、ボーッとしてみるとアイデアが浮かびやすい。

瞑想をする

効果：脳疲労／注意力／記憶力

—カリフォルニア大学サンフランシスコ校　ジーグラーらの研究—

●瞑想をするとワーキングメモリが向上する

ストレスが溜まってきて、頭が働かなくなってきたり、注意力が低下したりしたときは、**「瞑想」をするとパフォーマンスがよみがえる——という科学的なエビデンス**があります。

カリフォルニア州立大学サンフランシスコ校のジーグラーらは、個人向けの瞑想トレーニングが可能なモバイルアプリを開発し、瞑想の効果を研究しています。

まず実験では18～35歳の59人の被験者に、瞑想のやり方をビデオで見てもらいました。そして、モバイルアプリを使用しながら瞑想をしてもらい、6週間でどのような効果が表れるのか、脳波を測定したのです。

被験者たちに行ってもらった瞑想は、1回あたり10～15秒ほどかけて意識を集中しながら深呼吸するという誰にでもできる方法です。

その記録をアプリに記録していき、6週間後、集中力の持続時間などが伸びたかどうかを調べたところ、**注意力と「ワーキングメモリ」の向上が認められた**というのです。

●瞑想でコルチゾールが低下

また、カリフォルニア州立大学サンフランシスコ校のエペルらは、60人を対象に3ヵ月間の集中的な瞑想プログラムを行った研究結果を発表しているのですが、それによると、**自己統制感の向上に加え、ネガティブな感情の減少が見られた**といいます。

瞑想に関する研究は、世界のいたるところで行われており、ストレスを軽減させる効果があると、さまざまな実験が明らかにしています。

たとえば、全インド医科大学のシンらは1ヵ月にわたって、ゲームをしてストレスを溜めたあと15分間の瞑想を被験者に行ってもらい、電気皮膚反応と心拍数、唾液から**コルチゾール**の値を測定する実験を行っています。

すると、ストレスレベルが低下することはもちろん、**驚くことに被験者のIQと認知機能のスコアも上昇した**というのです。

●瞑想はデフォルト・モード・ネットワークを活性化する

先のジーグラーの研究によると、瞑想でさまざまな効果が表れる背景には、瞑想によって「**デフォルト・モード・ネットワーク**」が活性化するからではないかと唱えています。

ストレスフルな現代社会において瞑想は、日々の暮らしをポジティブにする"時間もお金もかからない誰にでもできるストレス軽減法"と言えそうです。

瞑想によるさまざまな効果

- ☑ 注意力アップ
- ☑ ワーキングメモリ向上
- ☑ IQアップ
- ☑ 認知機能スコア上昇
- ☑ ネガティブ感情減少
- ☑ ストレスレベル低下
- ☑ 自然統制感向上

ストレスを解消し、パフォーマンスをアップさせるためにも、瞑想をとり入れてみる。

30分弱の仮眠をとる

効果：睡眠不足／脳疲労／リラックス効果／生産性

―NASA（アメリカ航空宇宙局） ローズカインドらの研究―

●26分間の仮眠でパフォーマンスが34%アップした！

午後の仕事も効率よくこなしたい。そんなときにおすすめなのが昼寝です。厚生労働省も昼寝を推奨しています。

これを実証するような研究に、**「26分の仮眠をとることで、パフォーマンスが睡眠前よりも34パーセント向上する」というNASAの研究**があります。

いわゆる“睡魔”とは、言語、記憶、思考などを司る脳の「大脳皮質」が疲れてくることで生じます。つまり、**いかにして「大脳皮質」を、瞬間的に回復させるかがポイント**になるわけです。

そこで、NASA（アメリカ航空宇宙局）のローズカインドらは、飛行機のパイロットたちにコックピットで仮眠をとらせるという実験を行いました。すると、彼らの能力は**睡眠前に比べ、平均26分の睡眠をとったときにパフォーマンスがもっとも向上する**ことがわかったのです。向上率は、じつに34パーセントという数値をたたきだしました。

●疲れたら5分目を閉じるだけでも効果がある

ちなみに、30分以上寝ると生産性が落ちるだけで逆効果となりますのでご注意ください。

1時間の昼休みがあるなら、30分はご飯の時間にあて、30分弱の仮眠をとり、そして午後の仕事に備えたほうが、能力の向上が見込めるのです。

また、**目を閉じるだけで、脳はリラックス効果のあるα波が出るため、「疲れたな」と思ったら5分ほど目を閉じるだけでも効果はあります。**

● 15 分ほどの昼寝は脳の認知機能を高める

産業医学総合研究所の高橋らの研究でも同様の結果が出ています。実験では、被験者を次の 3 つのグループに分け、昼食前、昼食の 30 分後、昼食の 3 時間後、それぞれにおいて、認知機能に関係する脳波、眠気、心電図を計り、ターゲットとなる音が聞こえたらボタンを押すという課題をやらせました。

グループ 1　昼食後に昼寝をしないグループ
グループ 2　15 分間昼寝をするグループ
グループ 3　45 分間昼寝をするグループ

すると、15 分の昼寝をした グループ 2 は、45 分昼寝した グループ 3 および昼寝をしなかった グループ 1 よりも、昼寝の 30 分後、3 時間後の両方において脳の反応が早いことがわかりました。

また、昼寝をした グループ 2 グループ 3 のほうが、グループ 1 よりも眠気を感じないということもわかりました。

昼寝をしたほうが眠気は少なくなるし、頭も冴え、その効果は 3 時間経っても続いたのです。

●すっきり目覚めるには昼寝前にコーヒーを飲む

昼寝のあとに目覚めをすっきりさせたいなら、寝る前にコーヒーなどでカフェインをとるのもおすすめです。**カフェインは、体に入ってから 30 分後くらいに効果が出始めるので、昼寝から目覚めたころにちょうど効き始める**というわけです。

眠気を覚えたらがまんするのではなく、
思い切って昼寝の効果を試してみる。

冷たいタオルで顔を拭く

効果：眠気／疲労／リラックス効果

—電力中央研究所ヒューマンファクター研究センター　廣瀬と長坂の研究—

●休憩は「まぶたを閉じる＋冷たいタオル」がいい

ランチをとった後の午後の作業は、眠気に襲われ効率も悪くなりがちです。でも、昼寝をするにももう時間がない……こういった状況で、効果的かつ簡単なリフレッシュの方法として、「冷たいタオルで顔をふく」というものがあります。

財団法人電力中央研究所ヒューマンファクター研究センターの廣瀬と長坂は、20 歳前後の被験者 8 名を対象に、「①目を閉じるだけ」「②目を閉じて音楽を聴いてもらう」という 2 種類の休憩方法に加え、冷たいタオルで顔を拭く・拭かないを組み合わせた実験を数日間にわたって行いました。

条件 1　目を閉じるだけ

条件 2　目を閉じて音楽を聴く

条件 3　目を閉じる＋冷たいタオルで顔を拭く

条件 4　目を閉じて音楽を聴く＋冷たいタオルで顔を拭く

実験では、被験者に計算や検索などの簡単な課題を 50 分間してもらい、その後、上記した休息を 15 分とってもらったうえで、休憩前後の課題の出来、眠気、集中度の差に加え、脳波を測定しました。

その結果、**冷たいタオルで顔を拭くことは、休憩直後に爽快感を与えるだけでなく、休憩直前に比べ、直後の成績を向上させるという瞬間的な効果をもたらす**ことがわかりました。

なかでも、8 人中 6 人が「目を閉じる＋冷たいタオルで顔を拭く」が、もっともリラックス効果があったと回答しています。

●休憩後に速やかに覚醒させる方法

同研究センターの別の実験では、冷たいタオルだけでなく、休憩後に速やかに覚醒度を向上させる方法として、ゲームやストレッチも有効として挙げています。

また、その後の作業成績を維持させる有効な方法としては、冷たいタオル、コーヒー、ゲーム、大豆ペプチド摂取が挙げられています。**休憩後は、少なくとも10分程度は睡眠慣性（睡眠から覚醒状態に切り替えができない一過性のぼんやりした状態）を除去するための時間があることが望ましい**とも。

まぶたを閉じて体を休ませた後は、冷たいリフレッシングシートなどで顔を拭いて、リフレッシュして午後からの仕事をはかどらせましょう。

眠気に襲われ作業効率が落ちたときの速やかな覚醒法

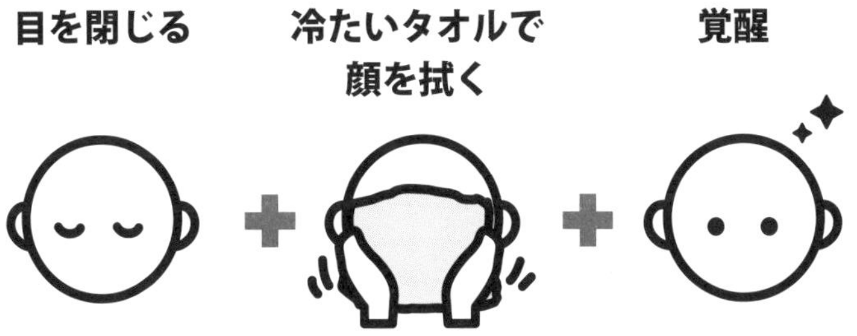

眠気に襲われ作業がはかどらないときは、
「目を閉じる＋冷たいタオル」ですみやかに覚醒する。

エアボート漕ぎをする

効果：怒り／イライラ

—ドイツ体育大学ケルン　ペルスとクライナートの研究—

●ボート漕ぎの動きをするだけで怒りが静まる

怒りが鎮まらないときはサンドバックを叩くとストレス解消にいい——そう思われがちですが、実際はそうではありません。

ドイツ体育大学ケルンのペルスとクライナートは、「18歳から34歳までの被験者に、卓球をプレイしてもらい、アンフェアかつひどい扱いを受けさせ、怒りの感情を湧き起こさせた状態で、その後に何をすればもっとも怒りが収まりやすいか」を検証する実験を行っています。

実験では、次の6つの運動をさせ、運動の前後で怒りの度合いの変化を測定しました。

1 ほかの人と一緒にボート漕ぎをする
2 1人でサンドバッグ叩きをする
3 相手からの反撃ありのパンチミット叩きをする
4 キャッチボールのように相手とボールをやりとりする
5 1人でボート漕ぎをする
6 みんなでボート漕ぎ競争をする

その結果、5 の**「1人でボート漕ぎをする」がもっとも怒りを鎮める効果があった**のです。

興味深いことに 5 以外のすべての運動は怒りを鎮めることができなかったそうです。

相手がいる運動は、相手の行動に合わせたり、競争意識が芽生えたりすることで、心が落ち着きづらく、1人でできるサンドバックを叩く運動は、アドレナリンが出てしまい逆効果になりかねないというわけです。

●ボート漕ぎという単純作業が心を落ち着かせる

１人で黙々とボートを漕ぐ運動は単純作業ですから、脳のリソースがそちらに集中することで怒りなどの気が逸れるため、気持ちを落ち着かせるには効果的と言えます。

もちろん、ボートが近くにあるケースなど現実的ではありませんから、スポーツジムに行ってボート漕ぎの運動をする機械を使ってやってもいいですし、自宅でやる場合はボートを漕いでいる真似をする“エアボート漕ぎ”でかまいません。

本来、怒りは予防し制御することが望ましいですが、どうしても怒りが収まらない場合は、ボートを漕ぐ動きをしてみてはいかがでしょうか。

ボート漕ぎ運動でイライラを落ち着かせる

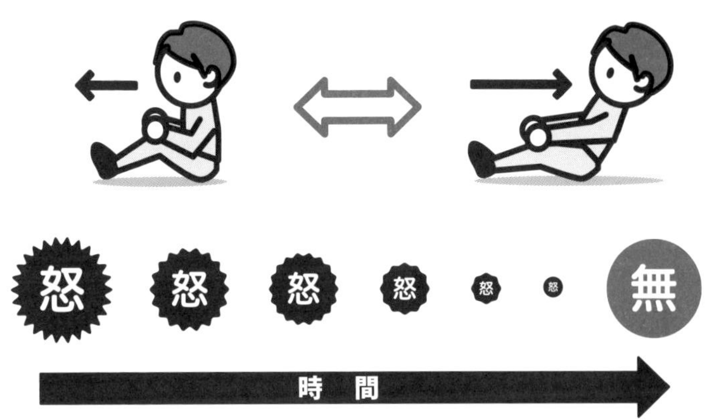

どうしても怒りが収まらないときは、エアボート漕ぎをする。もしくは単純な動きの運動をする。

COLUMN 03

「人間は、思考より体が先」が科学の常識である

思考と動作は、どちらが先でしょうか。私たちの感覚では、「こうしよう！」と考えてから、脳が体に命令を出して動作が実現されると思いがちです。

しかし、カリフォルニア大学のリベットらが行った実験によると、動作を行う準備のために脳に送られる信号が、動作を行う意識の信号よりも350ミリ秒も早かったのです。つまり、頭で考えたり心で念じたりするよりも、体が動くほうが早かったということが証明されたのです。つまり、心より体が「先」なわけです。

また、脳は体から送られてくる情報をもとに自分の状態を判断するため、笑顔を無理にでもつくると「お、私はいま楽しいんだな」と脳は判断して楽しくなってくるし、やる気がないときは無理にでも体を動かすと「お、エンジンがかかってるな、ガソリン（やる気）をどんどん送らなきゃ」となってくるわけです。

いまでは脳科学や心理学でも常識とされる「心より体が優位」というこの話ですが、ひとたび法律の話となるとじつはとてもやっかいです。

犯罪には、「故意」、つまり「こうしようと考えて行動した」ことが要件とされるので、「心より体が先」だと、この故意性が否定されてしまい、犯罪として処罰することが難しくなってしまうわけです。ですから、法律の世界では、科学的証明に反しているとしても、やはり「体より心が先」ということが前提となって責任問題が判断されるわけです。

同様に、一般の社会でもまだまだ「体より心が先」というのが常識なので、何かやらかしてしまって、その言い訳として、いくら「科学では心より体が先なんだ！」と言っても、それは通用しないということも頭に入れておきましょう。

CHAPTER 4

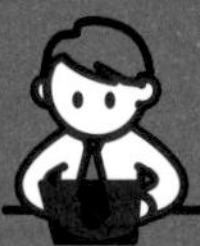

【仕事中・PM】集中力をとり戻す科学的な方法

40-53

ガムを噛む

効果：不安／疲労感／注意力

—アイルランド国立大学コーク校　アレンとスミスらの研究—

●ガムを噛むとパフォーマンスが向上する科学的根拠

ガムを噛むと注意力が高まるだけでなく、健康と仕事のパフォーマンスが向上することが科学的に明らかになっています。じつは、**噛むという行為は、脳の血流を上げるため、ワーキングメモリの回復に役立つ**と言われているのです。

アイルランド国立大学コーク校のアレンとカーディフ大学のスミスは、フルタイムで働く大学職員126人（女性87人、男性39人）を対象に、ガムを噛む場合と噛まないケースでパフォーマンスにどのような差異が生まれるか実験を行いました。

実験を行う前に、被験者には、まず現在の仕事上のストレスをはじめ、不安、抑うつ、不注意、勘違い、疲労感、仕事の遅れといった7項目に回答してもらいました。

また、この実験では、被験者を下記の2つのグループに分けました。そして、ガムを噛むのと噛まないのにどれだけ違いがあるか、またガムを噛んだグループでは、ガムを噛む前と後でどれだけ違いがあるのかを調べ、これらをスコア化したのです。

グループA　1パック10枚入りのガムを渡して、就業時間中にストレスを感じたとき、好きなタイミングでガムを噛んでよいと伝えた

グループB　いつものように仕事をしてもらった

就業後、再び7項目のアンケートに回答してもらったところ、**グループA**　は7項目すべてにおいて就業前よりも減少していました。

一方、**グループB**　は、不注意と倦怠感が増加していました。減少が見られたほとんどの項目においても、その差が　**グループA**　には及び

ませんでした。

●新しい情報を処理する能力が上がる

また、彼らのガムに関するほかの実験では、ガシガシと**一所懸命ガムを噛むと、新しい情報の処理においてパフォーマンスが高まる**とも付記しています。

ガムを噛むことは、ストレス減少につながるだけでなく、ワーキングメモリ回復の一助にもなりますから、新しい情報を処理するときは、とくに効果的だと言えます。

ガムを噛むことがストレス対策になる理由

仕事中好きなときに
ガムを噛む

7項目すべての
数値が減少

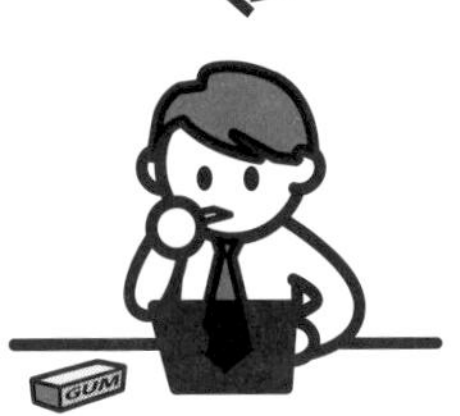

 仕事上のストレス

 不安

 抑うつ

不注意

 勘違い

 疲労感

仕事の遅れ

仕事でストレスを感じたり、息づまったら
試しにガムを噛んでみる。

かわいい写真を見る

効果：イライラ／集中力／疲労

—広島大学　入戸野らの研究—

●かわいい子猫と子犬の写真でパフォーマンスがアップ！

イライラが募ると集中力も散漫になってしまいます。広島大学の入戸野らが大学生約 130 人を対象に行った実験によると、**「かわいいものを身のまわりに置くことで、作業効率を上げることができるかもしれない」**ことが示されています。

実験では、穴からピンセットで小さな部品をとり出す作業や、数列から指定された数字を探しだすといった集中力を必要とする作業をしてもらいました。

この際、あらかじめ学生たちを、「子猫・子犬」「成長した猫・犬」「すしなどの食べもの」の写真を見ながら作業する 3 つのグループに分け、作業のあいだにそれぞれ写真を見せて成績を比較しました。

その結果、**「子猫・子犬」の写真を見たグループのみ、ピンセット作業で 44 パーセント、数字を探し出す作業で 16 パーセント、それぞれ通常時よりも向上した**というのです。ほかの写真を見た 2 グループにはとくに変化がなかったといいます。

●人はかわいいものを見るとき集中力が増す

「かわいいという感情が生まれたとき、対象に接近して詳しく知ろうとする機能が作動するため、より集中する効果が生まれたのでは」というのが、研究を主導した入戸野氏の見解です。

たしかに、多くの人はかわいいものを見ると、もっと「しっかり見よう」という気持ちが無意識に働きます。結果、注意力が上がり集中状態が持続したと考えられる、つまりかわいければかわいいほどいいというわけです。

●科学的に証明された「かわいいは正義」

科学的にも「かわいいは正義」が証明されているのです。

ペンシルバニア大学のグロッカーらの研究では、**かわいい赤ちゃんの写真を見ると、やる気や集中力や喜びに関係する脳の部位が顕著に活性化される**ことが確認されています。

集中力が散漫になっているときは、スマホで赤ちゃんや愛くるしい子猫や子犬、子パンダなどの動画を見てみてください。ただし、ずっと見ているのは逆効果です。**研究では１分〜１分半という長さがちょうどいい**ということです。それ以上はダラダラ見てしまうだけなので注意してください。

かわいいものを見ると「やる気」脳が活性化する

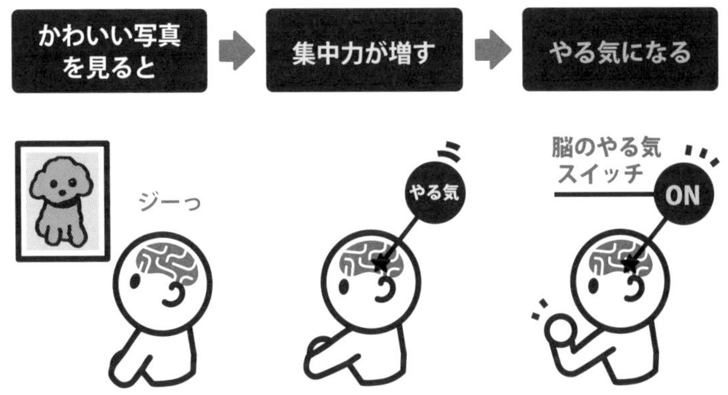

**集中力が切れてきたら、
かわいい写真を１分〜１分半、見つめてみる。**

直感で判断する

効果：判断力／疲労

—ラドバウド大学　ダイクスターハウスらの研究—

●「無意識の判断が軽視できない」ことを証明した実験

あれこれと考えすぎることで、どんどんストレスがたまっていくことは珍しくありません。ラドバウド大学のダイクスターハウスらは、「考えすぎない無意識の判断を軽視することはできない」という実験結果を明らかにしています。

実験では、経験者に４つのタイプの異なる中古車について説明を行ったのですが、うち１台だけは明らかにお買い得だとわかる車を混ぜました。その際、片方のグループには考える時間をたっぷり与え、もう片方のグループにはパズルをさせて、考える時間をあまり与えないようにしました。

そして、まずは難しい説明をせずに選んでもらったところ、どちらのグループもお買い得の車を選ぶ割合に差はありませんでした。

一方で、燃費やトランクのサイズなど細かい部分も含めて複雑な説明をしたあと、再度選んでくださいと指示をすると、お買い得の中古車を選んだ人は25パーセント以下に減ってしまったというのです。

つまり、４つのなかから当てずっぽうに選ぶのと変わらない確率だったわけです。

●考えないということは、不要な情報を捨てるということ

一方、パズルをやらされて考える時間を奪われたグループは、情報が増えても60パーセントの人がお買い得車を選ぶことができたのです。

あれこれと考えさせる時間を奪い、あえて関係のないパズルをさせたことで、彼らは不要な情報を捨てて、重要な情報にだけ集中して選択することができたとダイクスターハウスらは分析しています。

●無意識が勝手に賢い選択をしてくれる

賢い判断をするためにたくさん情報を集めても、逆に考えすぎてドツボにハマり、判断を誤ってしまうというなんとも皮肉な結果になってしまったりします。

考えてしまうから、情報の海に溺れてしまうのです。ですから、もっと「直感的・直観的」な判断に頼ることもときには重要です。**無意識は、われわれが理解しているよりも賢い選択をしてくれることがある**のです。

頭をリセットできるパズルをしたり、あえてボーっとしてみたりするほうが、いい選択をもたらしてくれるというわけです。

不要な情報を捨て、直感で判断する科学的な方法

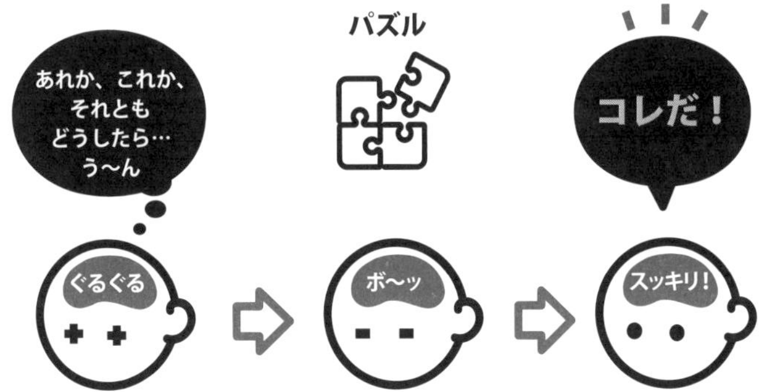

考えすぎて疲れたり、判断を誤らないために、あえて情報を捨て、直感で動いてみる。

コーヒー豆の香りを嗅ぐ

効果：睡眠不足／疲労／集中力／親切心

―ソウル大学　スーらの研究―

●コーヒー豆にはストレスを軽減させる効果がある

疲労やストレスを感じるときは、きちんと香りのするコーヒーを買うと効果てき面です。じつは、コーヒー豆には香りそのものに驚くべき効能があるのです。

「コーヒー豆の香りには、睡眠不足や疲労の原因とされる活性酸素によって破壊された脳細胞を呼び戻す効果がある」というソウル大学のスーらの研究があります。

実験では、“正常なネズミ”と“24時間寝ていない寝不足状態のネズミ”を用意し、それぞれにコーヒー豆の匂いを嗅がせました。すると、寝不足でストレス状態のネズミに減少していた、**ストレスから脳を守る分子の量が、部分的に回復した**というのです。

コーヒー豆の良い香りを嗅ぐだけで、ストレスを軽減できたというわけです。

●コーヒー豆の香りは人を親切にさせる

また、レンセラー工科大学のバロンが行った研究では、大きなショッピングモールのなかで、煎ったコーヒー豆やクッキーといったいい匂いが店内から漂っていると、落ちたペンを拾ってくれたり、お札の両替などを頼まれても快諾してくれるようになったりする――といった調査結果が明らかになっています。

コーヒー豆などのいい香りは、人の親切心に影響を与えることが示唆されたのです。また、人に親切にする**「向社会的行動」**で幸福度が上がるという研究結果もありますから、相乗効果でさらに気分がよくなりそうですね。

●コーヒーは夜、飲んではいけない

ただし、一点だけ留意してほしいことがあります。それは、夜はなるべくコーヒーを摂取しないほうがいいということです。

コーヒーに含まれるカフェインは、摂取後、体内に残り続けます。**摂取した半分の量が、平均して5時間～7時間ほど体内に残っているため、夕食後にコーヒーを1杯飲むと、深夜までその半分のカフェインが残り続ける**ことになります。

翌朝起きたとき、「よく眠れなかった」と感じるのは、じつは昨夜に摂取したカフェインが原因——ということが珍しくないのです。

コーヒーには眠気を覚ましたり、集中力を向上させる効果がありますが、夜に摂取すると眠りづらくなるという副作用が生じることを覚えておいてください

いまやひきたて・入れたての香りの高いコーヒーは、コンビニなどでも手軽に手に入れることができます。ストレスを感じたら、ぜひコーヒーをとり入れましょう。コーヒーを入れたり、買いにいく作業自体も脳のリフレッシュには効果的です。

コーヒー・ブレイクで集中力をアップさせる

脳細胞
活性化！
0
18
24h
6
12
ただし、飲むなら日中

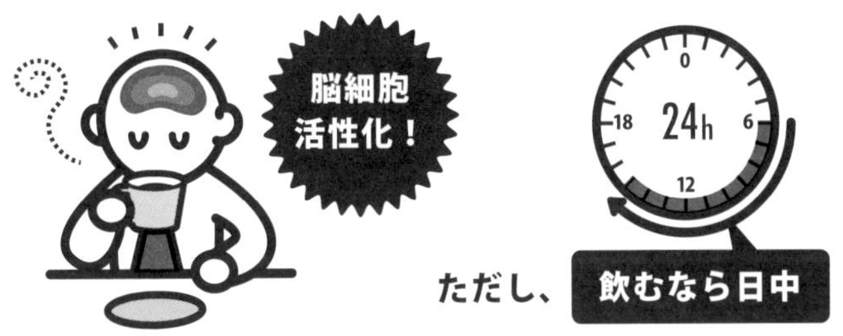

仕事で集中力が切れたら、
香りのよいコーヒーを飲んで、脳をリフレッシュさせる。

関係ない作業をする

効果：集中力／脳疲労

―カンタベリー大学　ヘルトンとラッセルの研究―

●ショートブレイクで作業効率が上がる

張りつめて仕事や作業を行うよりも、定期的にほんの少し休憩を挟んだほうが、集中力が維持しやすいという興味深い研究結果があります。

カンタベリー大学のヘルトンとラッセルは、17 歳から 60 歳までの 266 人を対象に、画面上に楕円が現れた位置を認識し続けてもらうテストを行いました。実験は、被験者グループを次の 3 つのグループに分けて行いました。

グループ 1　約 2 分の休憩をとるグループ
グループ 2　数字や文字といった別の課題を挟むグループ
グループ 3　作業し続けるグループ

すると、グループ 1 の成績がもっとも良いことが示されました。また、グループ 2 と グループ 3 では、前者のほうが成績が良く、同じことをずっとし続けたグループが、もっともパフォーマンスと反応時間が悪くなりました。

定期的に短い休憩、すなわちショートブレイクやマイクロブレイクをとることで作業効率が上がることが証明されたわけです。

●関係ない別の作業を組み込むと脳がリセットされる

イリノイ大学アーバナシャンペン校のアリガとレラスは、ブレイクではなく、グループ 2 のように“別の作業”を組み込むことも効果的と主張しています。

実験では、画面上に表示されている線が通常よりも短かった場合はキーを押すという作業と、2 ～ 9 の数字のうち 4 つの数字を覚えてもらうという作業を行ってもらいました。

そして被験者を次のグループに分け、結果を比べました。

グループ1 最初に数字を見てもらい、線の認識（通常より短い場合はキーを押す）の作業の合間に、その数字を覚えているかをたずねられた被験者

グループ2 最初に数字を見てもらい、線の認識の作業をしてもらって、すべて終わったあとに、最初の数字を覚えているかをたずねられた被験者

すると、**グループ1** のほうが、時間の経過による線の認識のパフォーマンスの低下が起こりにくかったのです。

関係ない別の作業を挟むことで、いったん脳がリセットされ、効率性が向上する。

つまり仕事も、「Aを完全に終わらせたあとにBをする」よりも、「Aを進めながら時折Bをする」マルチタスク型のほうが良さそうだというわけです。

同時並行で作業すれば一石二鳥

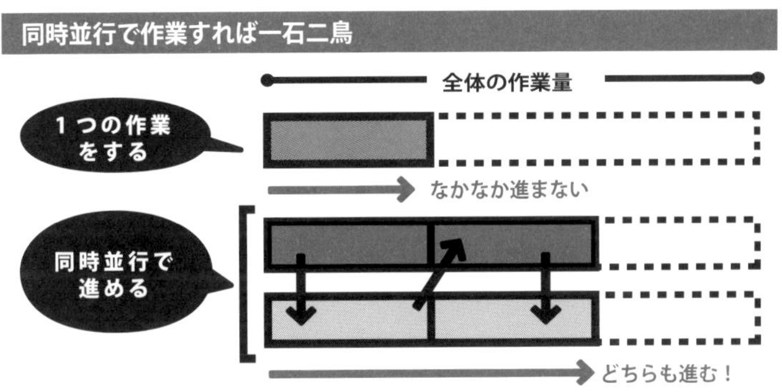

作業効率を高めたいなら、合間に違う仕事を挟む、または2つの仕事を同時並行で進めてみるのも手。

3分間テトリスをする

効果：過食防止／脳疲労／欲求コントロール

—プリマス大学　シュコルカ・ブラウンらの研究—

●3分間のテトリスで欲求が収まった！

「甘いものが食べたい」「早く遊びたい」「眠りたい」。欲求がつのったとき、人は我慢をすることでストレスをため込んでしまいます。

プリマス大学のシュコルカ・ブラウンらは、なんと、**「テトリスをすると、食欲、睡眠欲、性欲、薬物への依存といったあらゆる欲求を減少させる効果がある」**という研究を発表しています。

まずはじめに、31人の学生を対象に1日7回にわたって、「いま現在何かしらの欲求はありますか？」という質問をメールで送りました。生徒は、睡眠欲や食欲など、何かしらの欲求を抱えており、回答後にそのうちの15人に対してタブレット上でテトリスを3分間だけプレイするように指示しました。

プレイ後に再び回答してもらったところ、平均して彼らが感じていた**欲求の5分の1が減退していることがデータ上で明らかになった**というのです。参加者は、1週間で平均40回以上プレイしたのですが、継続して効果があったそうです。

●テトリスでワーキングメモリが働きだす！

テトリスはパズルとしての難易度がほどよく、思考的にも視覚的にも意識がそこに向かうため、効果があるのではと考察されています。もちろん、ほかのパズルゲームでも効果は少なからずあると思われます。

というのも、作業や動作に必要な情報を一時的に記憶・処理する**「ワーキングメモリ」**を働かせることができるかがポイントとなるからです。

ワーキングメモリは、**大脳辺縁系**の本能的な感情をコントロールして理性を司る前頭前野と、大きくかかわっています。パズルゲームなど脳に大きな処理能力を要求するアクションを行うことで、反比例するように本能が薄まっていく。

これは、欲求によって生じる視覚的な情報をテトリスによって「上書き」することで、本能の欲求を減退させることにつながったためと推測されています。

望んでいないときに眠たくなったり、お腹が減ったりしたときは、3分間のテトリスが"急場しのぎ"になる。欲求を上手にコントロールするためのサポートツールとして、テトリスを活用してみてはいかがでしょうか。

簡単なゲームで欲求をコントロールする

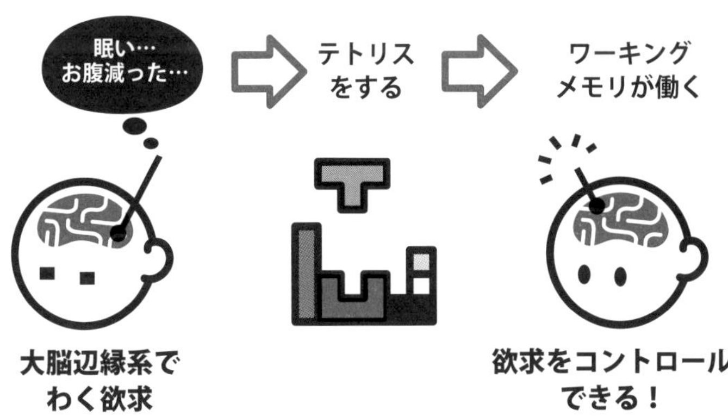

**眠気や食欲などの欲求をコントロールしたいなら、
3分間だけ簡単なゲームをしてみる。**

長時間、座りっぱなしにしない

効果：健康／決断力

―ハーバード大学医学部　リー氏らの研究―

●座りっぱなしは病気リスク・死亡リスクを高める

ハーバード大学医学部のリーらによる座位行動に関する研究によると、**「動かずに座りっぱなしの時間が長いと、心臓病6パーセント、糖尿病7パーセント、乳がん10パーセント、大腸がん10パーセント、それぞれ罹患リスクが上昇する」**ことが指摘されています。

加えて、座りっぱなしを控えることで、早期死亡率の9パーセントを縮小することができ、座りっぱなしの人が10パーセント～25パーセントほど歩く機会を増やせば、毎年50万人～130万人ほどの人が死亡リスクを回避できる可能性があるとも述べています。

●座りっぱなしで疲れ・ストレスが増す理由

体を動かすようにできている脳を有するのが人間です。そもそも、脳をはじめとする中枢神経は「体を移動させる」ためのものであるという意見もあります。

そのため、座り続けていると、記憶力低下や注意力散漫といった弊害が発生し始め、日中に体をある程度動かさないと、**交感神経**と**副交感神経**の交替がうまく行われず、結果、自律神経が乱れて、夜にしっかり休めない……夜間に回復がはかどらないぶん、反対に疲れやストレスが溜まりやすくなるというわけです。座りっぱなしは「ストレスの天敵」と言えるでしょう。

人間は立っているだけで、1時間に50キロカロリーほど消費しますし、健康のためにも、仕事の効率化という意味でも立っている時間を増やすことはとても良さそうです。

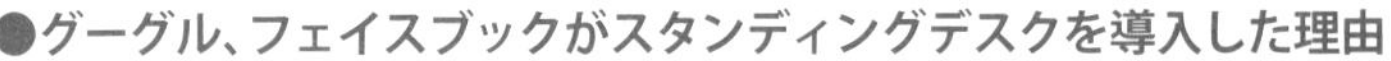

●グーグル、フェイスブックがスタンディングデスクを導入した理由

近年、グーグルやフェイスブックなどの企業がスタンディングデスクを導入していますが、テキサスA&M大学のメータらが行った実験では、34人の高校生に24週間にわたってスタンディングデスクを使ってもらったところ、脳の実行機能と**ワーキングメモリ**に改善が見られました。

また、ミズーリ大学のブルードーンらによると、立ったままのグループと、座ったままのグループで、それぞれ意思決定をしてもらうと、**立ったまま考えたグループのほうが、座って考えたグループより33パーセントも早く決断ができた**そうです。

一方で、早稲田大学の黒澤らが400人以上を対象に行った分析調査によると、調査に参加した日本人は1日に平均約8.5時間以上、座っていたそうです。

座りっぱなしになりがちな私たちだからこそ、座りっぱなしにならないよう、休憩をこまめに挟んだり、立って作業をするなど、工夫していきたいものです。

座りっぱなしによる健康への弊害

座りっぱなしで

心臓病：6%
糖尿病：7%
乳がん：10%
大腸がん：10%

…罹患 リスクアップ

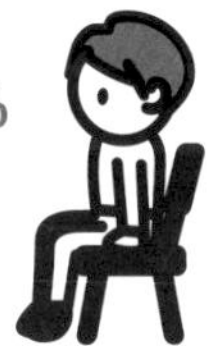

座りっぱなしを控えると

早期死亡率

9% 減少

健康のためにも、仕事の効率化のためにも、座りっぱなしにならない工夫をとり入れる。

三人称で話す

効果：イライラ／感情コントロール

—ミシガン州立大学　モーザーらの研究—

●「私は……」ではなく「彼は……」で語ったら冷静になれる

イライラやストレスが募ったとき、冷静さをとり戻す有効な手段として、自分を客観視することが挙げられます。そして、その際に「ことば」が意外なほどに役に立つのです。

ミシガン州立大学のモーザーらは、被験者に嫌悪感を抱くような画像を見せたあと、次の2つのグループに分けて実験を行いました。

グループ1 「いま、『私』はどう感じているのか？」と一人称で心のなかで自問自答させたグループ

グループ2 「いま、『彼』はどう感じているのか？」とあえて三人称を主語にして客観的視点から自分に問わせたグループ

そして、脳波計やfMRIを使って脳の活動を測定してみたのです。

すると**「私」のように一人称を主語にして語った場合と、「彼」や「彼女」といった三人称を主語にして語った場合では、後者において、感情に関わる脳の部位の活動が、急激に低下していた**のです。

●三人称で話せば、自分を客観視でき感情を抑えられる

つまり、**三人称で自分を語るだけで自分を客観視でき、感情を抑えられることが示唆された**のです。「三人称」の語彙がもつバイアスを上手に利用した、とても手軽な感情のコントロール方法と言えるでしょう。

また、モーザーらの別の実験でも、同様の傾向が見られました。この実験では、被験者に自身の過去のつらい体験を思い出してもらったうえで、一人称と三人称の双方を使用した際の脳の活動を測定しました。

その結果、**三人称にして思い出しているあいだは、つらかったり苦し**

かったりした経験を思い出す際に関係する感情を司る脳の領域の活動が、一人称に比べると少ないことがわかりました。三人称で語る際に必要となる労力も、一人称で話すときと変わらなかったといいます。

かのピタゴラスも、「怒りは無謀をもって始まり、後悔をもって終わる」という言葉を残しています。三人称語りは、客観的に自分を見つめる「神の目」になるのです。

三人称で話せば感情が落ち着く理由

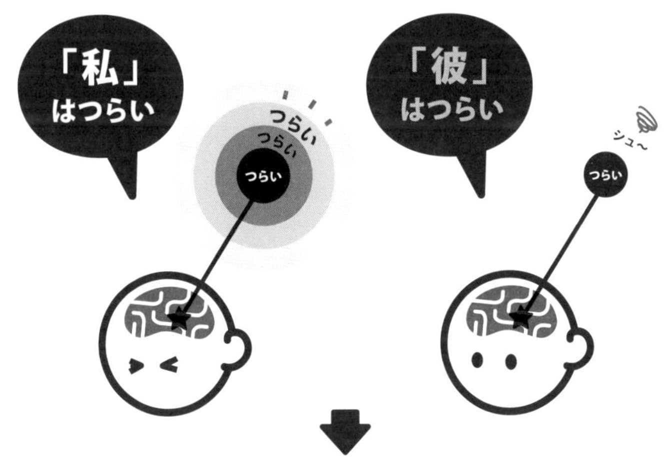

脳の感情を司る領域（扁桃体など）の活動が小さくなる

つらいとき、苦しいときは、冷静さをとり戻すために、三人称で考えたり、話したりしてみる。

深追いしない

効果：執着

—ミネソタ大学　スウェイスらの研究—

●人は時間やお金をかけるほど諦められなくなる

「あの人の面倒をこんなに見てあげたのに」「こんなに並んだんだから美味しくないわけがない」——人間は、費やした時間やお金に対してとてもシビアです。

経済学などで、**どうあがいても回収が不可能な時間や資本**のことを**サンク・コスト**と言います。簡単にいうと、「これだけやったんだからもったいない。あと少しがんばれば何とかなるはずだ」と思って投資し続けてしまう時間やお金のことです。

金銭的、時間的、精神的な投資を諦めきれずに、損失が膨らむことを半ばわかっていながらもやめられずにずるずると続けてしまう、私たちの判断を誤らせる要因の１つとして知られています。

人間は、サンク・コストに敏感で、たとえより良い選択肢が存在していても、サンク・コストを考慮に入れて判断しようとしてしまいます。

人間の本能的な部分に関わっていることも明らかになってきており、興味深いことに、こういった行動は人間だけでなく、ほかの動物からも観察されています。

●サンク・コストは動物が身につけている本能

ミネソタ大学のスウェイスらは、マウスとラットと人間に一定の待ち時間を与え、その後自分が好む報酬を与えられるという実験を行いました。

するとそれぞれ共通して、それまで待った時間を惜しみ、報酬を与えられないような場合でも、非生産的な活動をやめようとしないケースが見られたというのです。また、サンク・コストが大きければ大きいほど、諦められないという結果も出ました。

これは、**経験したことを、未来を予測するための基準にしようとする、動物が進化の過程で身につけた行動の一種**と考えられます。すでに起こったことは確実なことであり、不確実な未来にも同様なことが起こると考えたほうが判断しやすいから、そうしてしまうのです。

サンク・コストという概念を、ぜひ頭の片隅に置いておきましょう。**無駄な継続的投資をやめるための判断として、埋もれた（sunk）コストは二度と陽の目を見ないものと割り切る**。これにより、変に見返りを期待することがなくなり、ストレスを軽減させることにつながるでしょう。

サンク・コストが大きいほど損失は膨らむ

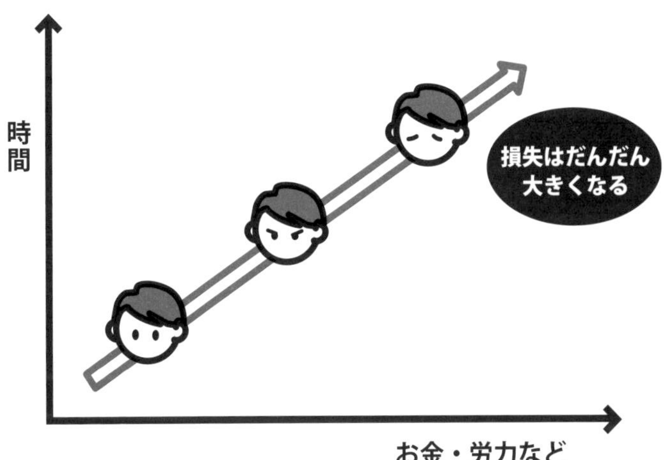

人間は、お金、時間、労力をかければかけたものほど、執着しストレスを抱えることを肝に銘じる。

手浴をする

効果：鎮静作用／やる気／集中力

―北海道大学　矢野らの研究―

●科学的に立証されている温泉のストレス軽減効果

温泉につかると癒される。これは、科学的にも立証されています。実際、温泉にはストレス軽減効果があります。

札幌市立高等専門学校の渡部が北海道大学の研究者らと行った実験では、8人の女性に10分間入浴してもらい（入浴前後30分間の安静もとってもらった）、脳波、心拍数、体温、皮膚温、質問紙を用いてその効果を測定しました。

結果、脳波解析においては「悲しみ」が低下し、「気分の良さ」や「リラックス感」が増加しました。

また、ふだんよりよく眠れ、翌日にやる気や集中力が上がるという傾向も見られました。

●「手浴」で温泉につかったときのような幸福感が得られる

温泉の効用はわかったが、行く暇はない――。そう嘆く方もいることでしょう。そこでおすすめしたいのが「手浴」です。

北海道大学の矢野らが、脳血管障害の患者を対象にした研究によると、38度の温水に10～15分ほど手首を浸けて**手を温めると、患者の痛みが緩和したり、爽快感が増加したり、ポジティブな言葉を発するようになったり、病気の回復に対する「やる気」が向上した**といったことが報告されています。

●「手浴」は医療現場でも導入されている効果的な方法

人間の体では、温かさを感じる「温点」のもっとも集中しているところが、指、手のひら、前腕となります。

また、手の血管には、**交感神経**支配が集中しています。

寒いときにストーブや焚き火に手をかざすと、体も心もぽかぽかになるのは、手を温めることでこれらの神経が作用して、さまざまな効果を生むからなのです。

手浴の効果は、温泉に負けないと言われているほどです。

実際、手浴は医療現場から生まれたもので、お風呂に入ることができない患者さんにもお風呂につかることと同様の効果や感覚を覚えてもらうために実践されています。

ストレスはもちろん、疲れや焦燥感を感じたときは手軽にできる手浴でリラックスしてみてください。

ストレス軽減効果のある「手浴」のやり方

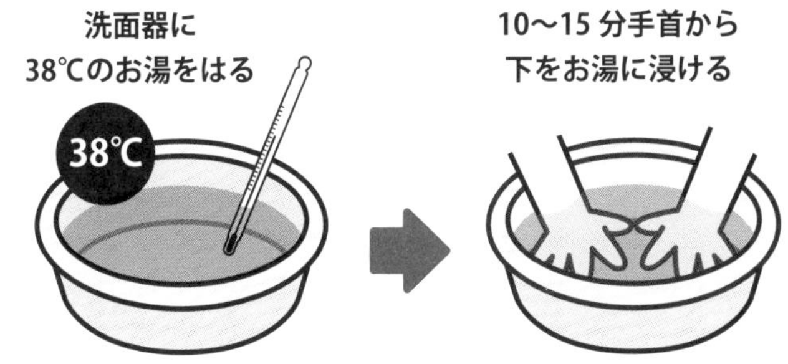

**ストレスを感じたら、
温泉にも負けない効果のある「手浴」を試す。**

歯磨きをする

効果：脳疲労／集中力／リフレッシュ効果

—千葉大学　左達らの研究—

●歯磨きには脳を活性化させ、リフレッシュさせる効果がある

「コーヒー豆の香りをかぐ」「手浴をする」など、手軽にストレスを減退させるリフレッシュ方法の１つに歯磨きも含まれます。

「脳が疲れたあとにする歯磨きは脳を活性化させる効果がある」とは、千葉大学の左達らと花王ヒューマンヘルスケア研究センターによる共同研究結果です。

実験では、健康な成人男女に、「ランダムな足し算、またはかけ算の答えを入力する」という単純計算作業を20分間してもらいました。

そのうえで、作業後に１分間歯磨きをするパターンと、しないパターンを検証し、双方の直後の脳と心理の状態を測定しました。

その結果、**頭を使ったあとに歯磨きをするケースは、していないケースに比べ、明らかに脳の疲労が回復し、集中力とリフレッシュ効果の向上が認められました。**

このことから、歯磨きには仕事や勉強などで疲れた際に、脳を活性化する効果があると示唆されています。

また、**使用する歯磨き粉は、ミント味がもっとも効果がある**とも付言しています。

●とはいえ歯の磨きすぎは厳禁

ただし、留意するべき点として、歯を磨きすぎないこと。１時間に１回といったペースで歯を磨きすぎてしまうと、歯の表面を覆っているエナメル質が削られてしまうなど、歯そのものにダメージを与えかねないのです。

そもそも歯磨きは、唾液を出すことが肝心です。唾液を出すために歯を磨き、プラーク（細菌）をコントロールする。細菌を増殖させない、歯質を強化する、唾液の分泌により自浄作用を促す――こういったことが補われるからこそ、歯磨きは大事なのです。

●歯磨きをしない人は糖尿病リスクが 1.9 倍！

歯磨きは、歯の健康状態だけではなく、体の状態にも関与するとも言われています。

35 歳以上の男女約 1 万 2000 人に、1 日の歯磨きの回数を質問し、その後、約 8 年間追跡したユニバーシティ・カレッジ・ロンドンのドゥ・オリヴェイラらの研究では、**歯磨きの回数によって心血管疾患にかかるリスクに差が生じる**データが明らかになっています。

歯磨き回数が 1 日 2 回の人に比べて、1 日 1 回の人は 1.3 倍、1 日にあまり歯磨きをしない人は 1.7 倍ほど、心血管疾患発症リスクが高くなったそうです。さらに、**歯磨きをしない人は糖尿病リスクも 1.9 倍**になったといいます。

歯磨きは生活習慣病との関連も叫ばれているほどです。磨きすぎるのは禁物ですが、磨かないのも厳禁。脳が疲れた“ここぞ”というときに、歯を磨いてみてはいかがでしょうか。

頭を使ったら歯磨きをしてリフレッシュする

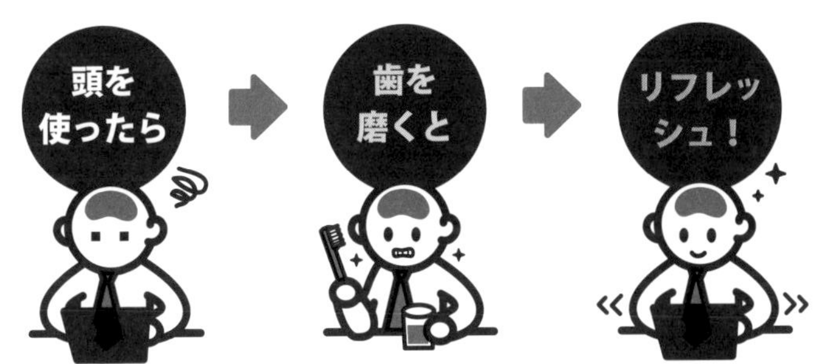

脳が疲れてきたけど、ここが踏ん張りどきというとき、歯磨きをしてリフレッシュする。

階段を使う

効果：眠気／モチベーション

—ジョージア大学　ランドルフとオーコナーの研究—

●眠気に効果があるのは、コーヒーか階段上り下りか

眠気が襲い、体が疲れているときこそ、階段で移動したほうがいい——という興味深い報告があります。

アメリカのジョージア大学のランドルフとオーコナーの研究によると、**コーヒーを飲むよりも、「身近な場所で 10 分間の階段の昇降運動をしたほうが、眠気覚ましに効果があり、モチベーションが上がる」**ことが明らかになっています。

被験者は、カフェインを普段から摂取する傾向があり、毎晩の平均睡眠時間が 6.5 時間程度という女子大生 18 人。一般的なオフィスでの勤務を想定し、立ち上がって運動をする頻度がほとんどないデスク作業という環境下で実験は行われました。

1 日中パソコンの前に長時間座ってもらい、言語能力や認知能力を必要とする作業をしてもらうなかで、日の間隔を空けて被験者に、次の 3 パターンの行動をしてもらいました。

パターン1 カフェインを摂取する
パターン2 プラセボ（偽薬）を摂取する
パターン3 階段の昇降運動をする（30 階ぶんを 10 分かけて上り下りする）

その後、作業記憶やモチベーション、集中力などを調べたところ、階段の上り下りをした **パターン3** は、「モチベーションがあがり、元気になった」と感じることがわかったのです。

●コーヒーにモチベーションを上げる効果はない

一方、カフェインや偽薬を飲んだ パターン1 と パターン2 のケースはモチベーションに大きな変化は認められなかったといいます。

コーヒー1杯にはおおよそ50mgのカフェインが含まれますが、その**カフェインの効果よりも運動のほうが効果的で、コーヒーによるカフェイン摂取の効果は、なんとプラセボ（偽薬）を摂取した場合と大差がない**ということもわかったそうです。

なお、作業記憶や集中力に関しては3パターンともに差はなく、モチベーションの点にのみ差異があったとのことです。

階段を上り下りするような簡単な運動でも、モチベーションを向上させることができるというわけです。しかも、運動不足の解消にもつながるのですから一石二鳥でしょう。

階段を延々と上らずとも、踏み台昇降のように上り下りを繰り返す運動でも効果はありますから、自宅やオフィスでも簡単にできるモチベーション向上術といえるでしょう。

階段の上り下り運動でモチベーションを高める

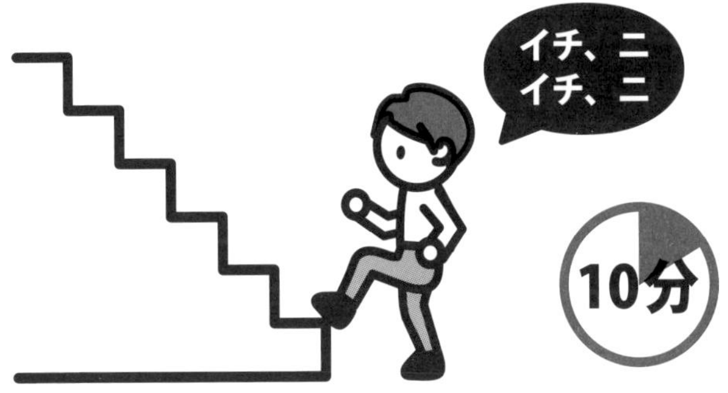

仕事中、眠気に襲われたり、作業がはかどらなくなったら、階段の上り下り運動でモチベーションを高める。

声がけをする

効果：集中力／注意力

—プリンストン大学　ドゥベッテンコートらの研究—

●「声がけ」すると脳のコンディションが戻る

忙しいときほどパフォーマンスを向上したいところですが、まともに休憩をとることすらできずに働き続けていると、失敗やミスが出てしまいイライラしてしまいます。

忙しいなかでも**注意力を下げずに仕事を進めるために**はどうすればいいか？　**効果的な方法が「声がけ」**です。

プリンストン大学のドゥベッテンコートらの研究は、顔や景色の画像を判断する課題で、課題に関係ある情報と関係ない情報を判断してもらい（たとえば、景色に関する課題のときは、顔の画像は無視する）、その際の被験者の脳の活動をfMRIで観察するというものでした。

また、注意力が散漫になっているときは課題に関係ない情報が続けて提示され、注意力が継続しているときは課題に関係がある情報が提示され続けるという形で行われました。

すると、実験では、課題の合間に、注意力が落ちているということを被験者にフィードバックすると、注意力が回復するということがわかったのです。

つまり、**明らかに注意力が散漫なときに、「注意力が落ちていますよ」と声がけすると、被験者に再び注意力が戻り、脳が良いコンディションに戻る**というわけです。

●仲間との「声がけ」が注意力の低下を防ぐ

注意力が低下していることを根拠をもって説明するだけで、脳は「いかんいかん」と刺激を受けて立ち直ってくれるわけですから、誰かと一緒に仕事をしているのなら、効果的な「声がけ」が注意力の低下を防いでくれます。

「声がけ」で仲間同士でコンディションをチェックしあうとプラスに働くはずです。

●「あと○分」と残り時間を伝えると作業がはかどる

また、理化学研究所の水野の研究では、**作業の効率が落ちてきたら、「あと○分」と残り時間を伝えることで、脳は報酬感を得て、疲れを感じにくくなる**という結果も明らかになっています。

こちらの実験でもfMRIを用いて、約45分間、2つ前に提示された数字と現在提示されている数字の一致・不一致を判断する記憶課題を行い、脳の活性度を調べました。

そして、疲労が誘発されている最中に、「課題の残り時間」を表示したところ、報酬感が得られるとともに疲労感が軽減することがわかったといいます。

なかなか休憩がとれず働き続けるような状況下の際は、仲間との「声がけ」を効果的にとり入れること。そして、「あと○分で小休憩」などのルールを決めることをおすすめします。

声がけで効率があがる理由

あと10分です
報酬系刺激！
あれ、なんか
やる気でてきた

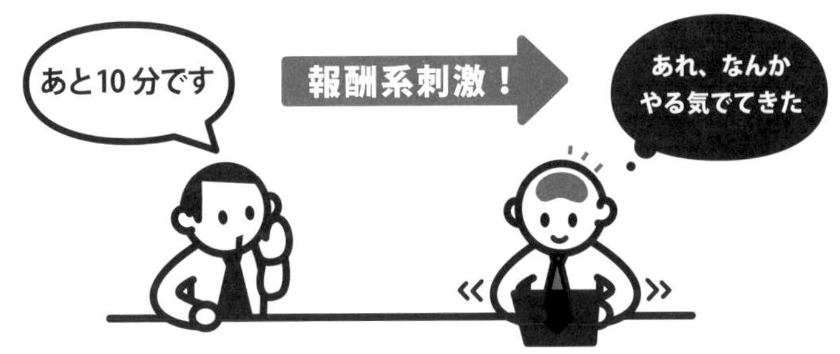

注意力が散漫になってきたら、「声がけ」をしあう。
その際、「あと○分」と伝えてみる。

CHAPTER4
仕事中PM
53

あえてきりの悪いところでやめる

効果：記憶力／創造力

—ロシア社会主義共和国保健省精神医学研究所　ツァイガルニクの研究—

●人は完了した物事より未完の物事を記憶する

ロシア社会主義共和国保健省精神医学研究所のツァイガルニクによって提唱された、「未完の出来事のほうが記憶に残りやすい」という**「ツァイガルニク効果」**と呼ばれる現象があります。

ツァイガルニクが行った実験では、被験者たちにパズルや計算問題、箱の組み立てや泥人形の作製といった複数の作業を、次のグループに分けて行わせました。

グループ1 それぞれの作業を最後まで完了してから次の作業へと移行することを繰り返したグループ

グループ2 それぞれの作業を途中で中断してから次の作業へ移行することを繰り返したグループ

そして、すべての作業が終わったタイミングで、被験者たちに「いまやった作業にはどのようなものがあったか」と質問しました。

その結果、**グループ2** のほうが **グループ1** よりも2倍ほど行った作業について記憶していたのです。

「ツァイガルニク効果」とは？

この続きは
CMの後で…！
えっ！
続きが気になる…

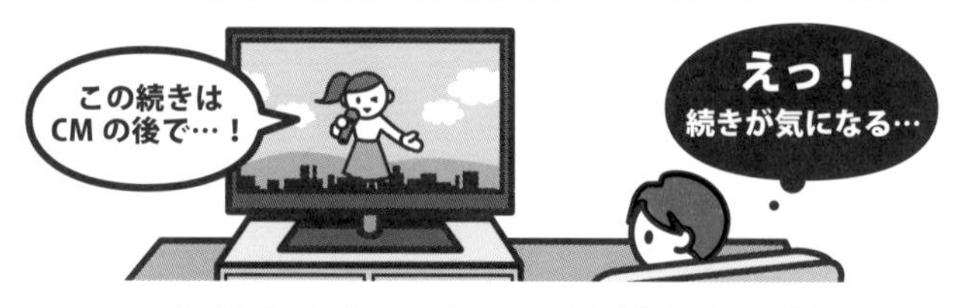

中断されたことのほうが印象に残る

●なぜ、やった後悔よりやらなかった後悔のほうが大きいのか

ところで、ツァイガルニク効果は、人生における後悔にも作用します。

後悔先に立たず。「ああしておけばよかった」ということは、いつまでも引きずり、それがストレスになることも珍しくありません。

つまり、これも完了したことではなく、未完のものをより記憶するというツァイガルニク効果によるものなのです。

コーネル大学のギロビッチは、**「やったことに対する後悔は短期的に大きいものだが、やらなかった後悔は長期にわたってさらに大きな後悔を生み出す」**という研究結果を報告しています。

対面、電話、アンケートなどさまざまな方法で老若男女を対象にデータを集めたところ、やらなかったことに対する後悔を、人はより覚えていることが明らかになったそうです。

つまり、やらない後悔よりやる後悔ということですね。

ツァイガルニク効果は、仕事に応用するとともに、人生を後悔しないためにも、覚えておきたい効果なのです。

●あえてきりが悪いところでやめて、アイデアを生み出す

余談ですが、作家の村上春樹さんは、1日5時間なら5時間という執筆の時間を決めていて、その時間が来たらどんなに書きたいことがあっても打ち切って次の日に回すそうです。

そうすると、次の日またアイデアが広がっていくのだとか。**あえてキリの悪いところで止めることで、気になっていろいろ考えることになるため、アイデアが広がっていく**のでしょう。

ツァイガルニク効果の面白い応用方法だと思います。

仕事をあえてきりの悪いところでやめて、
自分のなかからアイデアを最大限に引き出す。

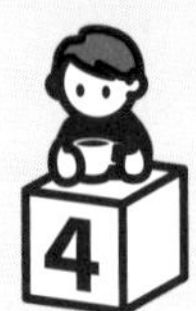

科学は絶対のもの ?! 知っておきたい「科学リテラシー」とは？

一般的に、「科学」は「真実」を見せてくれるもので、「絶対的」で「正しい」。そんな感覚をもっている人も多いでしょう。しかし、研究者は科学をそうは見ていません。

科学界も所詮、人間の営み。時代によって科学的真実は変わりますし、流行や政治にも大きく影響されます。天動説が絶対的であった時代があったように、つい最近まで科学的に正しいとされていたものが新しい研究で覆されるということは日常茶飯事です。

そもそも、科学が科学であるためには、「反証」できることが必要です。「A だ！」という主張に対して、「A じゃない！」という主張があり、双方の主張を証拠をもって戦わせることで真実に近づいていくのです。ちょうど裁判と同じ形式です。これができないと、「悪魔の証明」（証明することが不可能な事象を悪魔にたとえたもの）になってしまうわけです。

ですから、ある実験結果に対して、それと相反する実験結果が出てきたからといって、「やっぱり嘘だった！」とはならないのです。どちらかの実験結果が正しくて、どちらかが間違っているという話ではないのです。

また、こういう場合にはたいていこうなるという「法則・規則性」を見つけるのが科学の仕事で、所詮、人間がそうだろうと考えたものであり、間違いが見つかることなんてあたりまえです。しかもさまざまなバイアスにまみれているのです。絶対的なものなどもほとんどなく、あくまでも「そうなる強い傾向がある」程度の話なのです。

そして、科学は、神羅万象の１パーセント程度しか解明していないと言われています。がんの研究１つとってみても、これだけ研究されているのにいまだにわからないことだらけです。

ですから、科学を盲信してはいけません。でも、信じないのもいけません。ほどよく信じながら、そうじゃないこともあるよということを頭の隅に置いておく。そういう姿勢が大切なのです。

CHAPTER

5

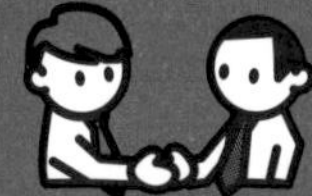

【人間関係】他人の攻撃を防御する科学的な方法

54-74

怒りを覚えたら10秒待つ

効果：怒り／イライラ

―ノースウェスタン大学　フィンケルらの研究―

●怒りを抑える前頭葉は4～6秒で動き出す

私たちは怒りを覚えると、神経伝達物質であるアドレナリンやノルアドレナリンが分泌されます。顔が赤くなったり、血圧が高くなったり、心臓の鼓動が早くなったりするのは、これらの神経物質によるものです。

一方、怒りを抑えるのが前頭葉と呼ばれる脳の部位なのですが、これが働き出すのに4～6秒かかります。逆に言えば、この**4～6秒をやり過ごせれば、前頭葉が働き出して冷静に物事を把握しやすくなり、キレるという危険な行動を回避しやすくなる**わけです。

●10秒待つだけで暴力的な言葉が半分以下になった！

ノースウェスタン大学のフィンケルらは、15～17歳の交際経験のある936名の男女を対象にアンケート調査をしました。

過去1年間に、恋人に対して暴力的な行動をしたことがあるかなどを尋ねた後、暴力や暴言を行う人たちにどんな特徴があるかを調べたところ、暴力的な行動をしていた人は自己統制力が低いという共通点があることがわかりました。

なんと自己統制力が低い人は、高い人と比べると約10倍近く暴力的な行動をしていたというのです。

またフィンケルらは、18～21歳の71人の被験者たちに、イライラする内容（交際相手が浮気をする内容）のシナリオを聞かせ、心に浮かんだことを自由に話してもらうという実験も行っています。この実験では、被験者を次の2つのグループに分けました。

グループ1　シナリオを聞いた直後に思ったことを言ってもらう

グループ2　シナリオを聞いたあと、10秒待ってから思ったことを言っ

てもらう

すると、後者は前者に比べて**暴力的な言葉を使う頻度が半分以下になった**というのです。

この実験はまさしく前頭葉の働きを利用することで怒りをマネジメントしたケースです。脳のメカニズムを利用したものと言えます。

ストレスによって怒りが溜まったときは、10秒待つ。たったそれだけで爆発を抑えることができるのです。

前頭葉の性質を利用したらムダな怒りが抑えられる

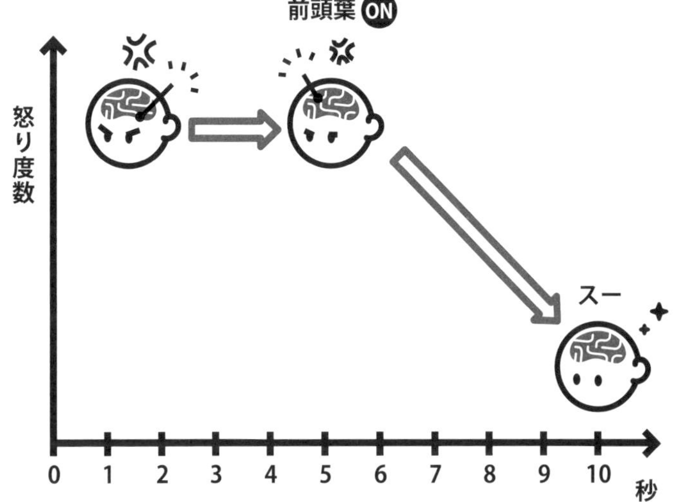

怒りを覚えたら、とりあえず10秒間、ただ待ってみる。

怒りを覚えた瞬間に左拳を握る

効果：怒り

―テキサスA&M大学　ピーターソンらの研究―

●拳を握れば怒りは抑えられるか？

ドラマや漫画のなかで、怒りを覚えた人物が、拳をギュッと握る描写があります。はたして拳を握ると怒りを抑えられるのでしょうか？

じつは、左右どちらの手を握るかで怒りに変化が表れることが、実験でわかっています。

この「左右どちらの拳を強く握るかで他人への攻撃性は変化するか」という興味深い研究を行ったのは、テキサスA&M大学のピーターソンらです。研究は次のように行いました。

●左拳を握ったら怒りが抑えられた！

24人の右利きの実験参加者にエッセイを欠かせ、左右いずれかの手でボールを力一杯45秒間握り、15秒間の休憩のあと再度握る、ということを4回行ったあと、別の部屋でエッセイを酷評したメモを見せ、怒りを湧かせます。

その後、一番早く終わると相手にびっくりする音を鳴らすことができ、一番遅いと音を鳴らされるというゲームをやってもらいました。

じつは、実験参加者は、最初から1/2の確率で負けるようになっていました。もちろん本人たちはそのことを知らされていません。そうやってイライラするように仕組まれていたわけです。

その結果、**右手を強く握った参加者のほうが左手を握った参加者よりも左前頭部の活動が優勢で、かつ攻撃行動が多かった**のです。

●左拳を握ったら右脳が働き怒りが収まる

じつは、**人間の脳は怒りを感じると左前頭部が右前頭部よりも活性化する**ことが示されています。左前頭部の活動は怒りに関連した動機づけを反映し、右前頭部の活動は怒りから回避しようとする恐怖反応に関連しているようなのです。

ですから、**あらかじめ左手を力いっぱい握って、右前頭部を活性化させておくことにより、怒りの感情が起きにくくなる**わけです。

もしあなたが怒りを感じそうになったときは、左手の拳を握ることを心がけてください。左手が「**アンガーマネジメント**」を、文字通り左右します。

左拳を握ることが「アンガーマネジメント」になる理由

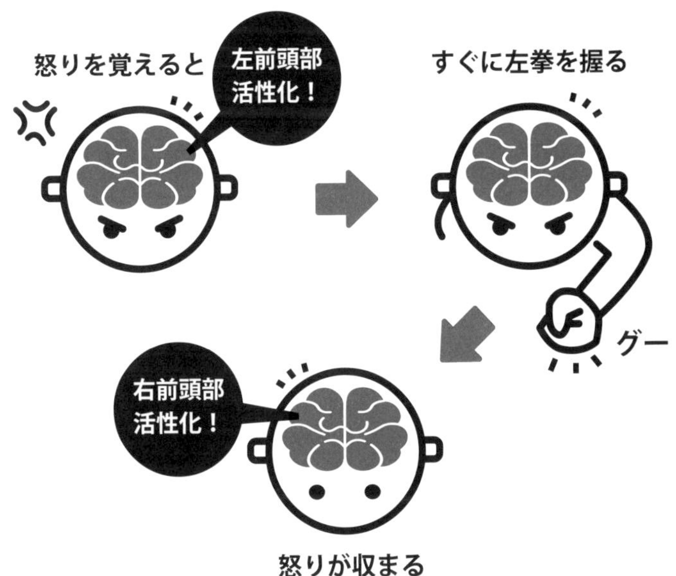

怒りを覚えたらすぐ、
左拳を力いっぱい握ってみる。

捉え直しをする

効果：恐怖／怒り

—スタンフォード大学　ブレッチャートらの研究—

●「捉え直し」で気分が変わる！

怒っている人と接するのは、とてもエネルギーのいることです。自分へのストレスにもつながります。怒っている人に対してどのように接するかは、大きなテーマと言えるでしょう。

自分への「被害」を最小に抑える——。そのために参考にしてほしいのが、スタンフォード大学のブレッチャートらが行った研究です。

ブレッチャートらは、次の3つのグループに被験者を分け、脳の活動を比較しました。

グループ1　普通の表情を見たグループ
グループ2　怒っている表情を見たグループ
グループ3　怒っている表情を見て「捉え直し」をしたグループ

「捉え直し」とは、たとえば怒っている人を見た際に、「この人が怒っている理由は何だろう？」と、文字通り捉え直すことです。「この人はここにくる前に鳥の糞が当たってしまったんだな」という具合に、**怒っている原因を（勝手に）別のことにして考える**ようにトレーニングするのです。

比較した結果、グループ2は、ほかのグループに比べて統計的に有意にネガティブな感情になった一方、グループ3はグループ1と有意な違いがありませんでした。

●「捉え直し」で脳の別部分が働きだす

脳の活動を見ても、ネガティブな感情を抱いているときは、後頭の活動が顕在化していたのですが、「捉え直し」をすると前頭の活動が顕在

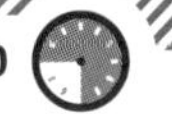

化し、後頭が落ち着くことがわかりました。

論理的思考は、前頭葉を使います。**「捉え直し」をすると、脳のエネルギーが前頭に向かうため、感情の反応である後頭の活動が低下する**というわけです。

もしあなたが怒っている人や不愉快な人に遭遇したときは、「きっと今朝、家族から無下に扱われたんだな」など、**自分以外のところに理由を考えるようにして、自分の感情への被害を抑える**ようにしてください。面白おかしい理由を考え出せば、楽しい気分にもなりそうです。

自分の怒りについても同様です。すれ違いざまにぶつかられてもその人がじつは目が不自由な方だとわかったら許せる気持ちになりませんか。同じ事実なのに、自分がどう解釈するかだけで気持ちは変わります。**ものごとの「捉え方次第」で、ストレスは逃がすことができる**のです。

「捉え直し」でストレスをスルーする

怒っている人を見たら…

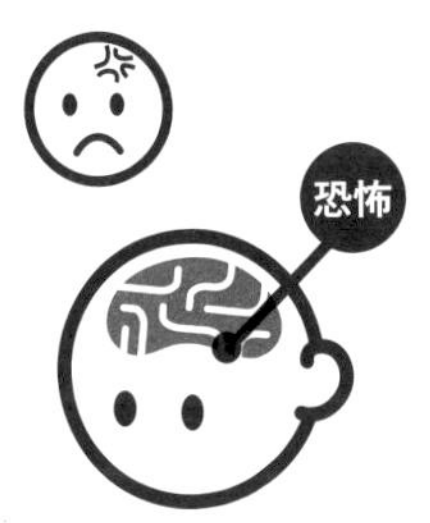

後頭が反応

「捉え直し」をすると…

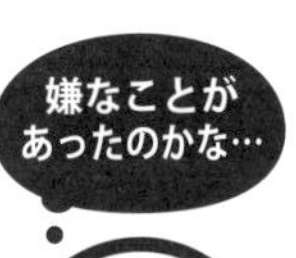

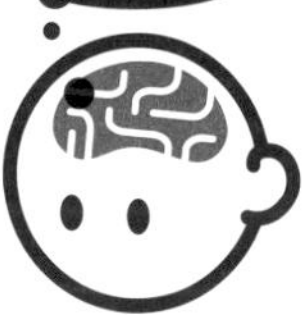

前頭が働く

ストレスが逃げていく！

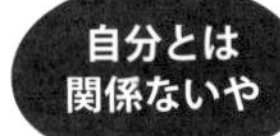

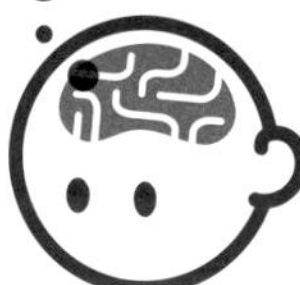

怒っている人を見たら、「何かあったんだな」と勝手に理由を考えてみる。

セルフ・ハンディキャッピングをしない

効果：好感度

—ニューヨーク州立大学　アロンの研究—

●人見知りをアピールすると好感度が下がる

日本人のコミュニケーションでよくありがちなのが、「人見知りなので……」と、あらかじめ自分が人見知りであることを相手に知らせて、そのあとの会話の盛り上がりのなさをフォローしておく、というコミュニケーション方法です。

これにより、双方がコミュニケーションに労力をかける必要がなくなるため、いいように思われますが、この行為が「かえって好感度や親密度を下げる」という研究結果があります。

人間関係で悩みがちな方にとって、ニューヨーク州立大学のアロンらの研究は覚えておいて損のないエビデンスと言えるでしょう。

実験は、それぞれ初対面の男女あるいは女性同士がペアになり、15分間のトークを3セットしてもらうというものでした。被験者を2つのグループに分け、Aグループには、自分をさらけ出して相手とできるだけ仲良くなるような質問集を、Bグループには、あまり自分をさらけ出さないような質問集を用意して会話をさせました。

会話終了後、お互いの親密度を測定する心理テストを実施したところ、Aグループのほうが2割ほど親密度が高いことがわかりました。

人見知りを宣言するといった行為は、相手と距離ができ、お互いをさらけ出さない状況となるので、Bグループの条件に近くなります。それゆえ、親密になりづらいというわけです。

●セルフ・ハンディキャッピングは悪影響しかない

日本文化の美徳として“謙遜”という行為があります。「人見知りなので……」と伝えることは謙遜とも言えますが、その一方で、「あんまり勉強していなくて……」「バタバタしていて……」などと同じように、あらかじめ予防線を張って、失敗する言い訳をつくる行為とも言えます。そして、このような行為を、**セルフ・ハンディキャッピング**と言います。

セルフ・ハンディキャッピングは、自尊心を守るための行動ではありますが、**自らにハンディキャップ（＝言い訳）を課すことで、逆に自分と向き合えず、改めることができなくなる**とも言われています。

また、「私、人見知りなので……」のようなセルフ・ハンディキャッピング的謙遜は、場合によっては「あなたがリードしてください」という意味にとらえられかねません。

自分への自信がないために、自虐的な自己紹介をするのもよく見かけますが、自虐は「イタイ」自己紹介になりがちですし、自慢やマウンティングも反発心を招いたり、あとでボロが出て余計につらかったりするものです。

人間関係のストレスに発展しないためにも、謙虚でありつつ適宜自分を出しながら接していくのがベターでしょう。

自分を出さなければ親密にはなれない

シ～ン
人見知りなので…
そうなんですね…
あっちから話を盛り上げてくれないかな？
…じゃ話しかけるのやめよ…

謙遜しすぎたり、自虐的な発言をするのは、セルフ・ハンディキャッピングではないか確認する。

ムリして笑わない

効果：悲しみ

—香港科技大学　ムホパディヤイらの研究—

●ほとんど笑わない人は、よく笑う人に比べて死亡率が 2 倍

たくさん笑っている人ほどストレスと無縁で健康のような気がしますが、それを示唆する「笑う頻度と死亡や病気のリスク」を分析した山形大学医学部の調査があります。

約 2 万人の検診データを収集し、山形市など 7 市に住む 40 歳以上の一般住民を対象に、2015 年まで 7 年間にわたって調査を実施しました。

大声を出して笑う頻度が「ほぼ毎日」と答えた人は全体の 36 パーセント、対して「ほどんどない」は 3 パーセントほどでしたが、**ほとんど笑わない人は、よく笑う人に比べて死亡率が 2 倍ほど高い**ことがわかりました。そして、**脳卒中など心血管疾患の発症率も高い**ことが、明らかになっています。

ウェイン大学が行った研究でも、よく笑う人のほうが寿命が 7 歳長いというデータがあります。

よく笑う人とほとんど笑わない人の死亡率

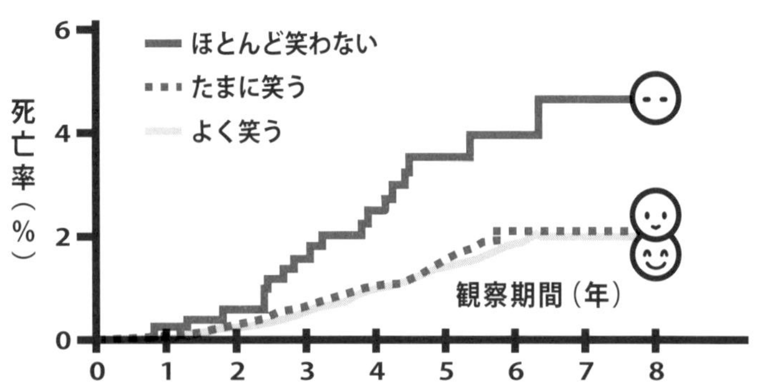

出典：笑う頻度と全死亡および心血管疾患発症リスクの関係：山形県コホート研究より

●悲しいのにムリして笑うのは逆効果

ただし、悲しいときに、無理をして笑う（フェイク・スマイル含む）のは、場合によっては逆効果。香港科技大学のムホパディヤイらの研究によると、**「自分の気持ちに反して笑顔をつくると、気分がより落ち込む」**ということが判明しています。

ムホパディヤイらは、1日のなかで人がどのような頻度で笑顔になるのか、そしてどんな理由で笑顔になっているのかを調査しました。そしてその結果、**笑顔がもたらす効果は一律にポジティブなものではなく、笑顔の理由によって左右される**ということを明らかにしました。

彼らが行った実験は多岐に及びましたが、たとえば、被験者らに面白い写真を見せて、実際に面白いと感じたら笑ってもらったり、いままでに幸せを感じて笑顔になった瞬間のリストを作成してもらったり、実験当日に何度くらい笑顔になったか、自分はつねに笑顔でいるタイプかどうかなどの質問に回答してもらったりしました。

●笑顔の理由が感情に影響を与える

そういった調査を総合的に分析した結果、「笑顔は幸せを映し出すもの」と教え込まれた被験者は笑顔によってポジティブな効果が得られる一方、「笑顔をつくると幸せになる」と教え込まれた被験者は逆に幸福度が下がる、ということが明らかになりました。

もともと笑顔で過ごしていない人が無理に笑顔をつくることは、自分自身に「自分は無理に笑顔をつくっている」「自分はいま幸せではない」ということを強く認識させてしまうので、かえって自分を嫌な気持ちにさせてしまうようです。

日ごろからよく笑う。
ただし悲しいときにはムリして笑わない。

無理してポジティブになろうとしない

効果：ネガティブ思考／落ち込み

—ミシガン州立大学　モーザーらの研究—

●無理にポジティブに考えようとすると脳がオーバーヒートする

ネガティブな人や落ち込んでいる人には、ついつい「がんばろう」「君なら大丈夫だよ」といった前向きな言葉をかけたくなると思います。

しかし、それがネガティブの連鎖を生み出すことにつながると、ミシガン州立大学のモーザーらは指摘しています。

実験は、71 人の女性被験者を対象に行ったもので、ポジティブ思考かネガティブ思考かを自己申告してもらったうえで、「覆面男が女性の喉にナイフを突きつけている」などのネガティブなシーンの映像を見てもらい、できるだけ楽観的な解釈をしてくださいと指示を与えました。

そして、その際の被験者の脳をスキャンし、血流の反応を調べました。

すると、ポジティブ思考だと自己申告した人の血流の反応はあまり変化が見られなかったのに対し、ネガティブ思考だと自己申告した人は逆に多くなってしまいました。

ネガティブ思考の人はあれこれと考え、脳の回転数が上がっているような状況に陥ってしまったわけです。

悲観的な状況や感情を無理に肯定しようとした結果、脳内で混乱が生じ、オーバーヒートのような状況になってしまったのです。

●ネガティブな人にポジティブな言葉をかけてはいけない

情報を修正しようとするための努力が、逆にその情報を強めてしまうことを「バックファイア効果」と言います。

ネガティブ思考の人に、「もっとポジティブに」と言うことで、彼らは自分のことを正そうと試みます。

しかし、もともとある否定的感情が葛藤を生み出し、さらにダウン思考に陥らせてしまうのです。

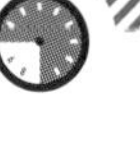

葛藤がうつ傾向を強めるのは、34ページでも解説しました。

もしも、あなたが放っておけない人の愚痴や相談を聞くならば、バックファイア効果が起こらないように、「そういう意見もあるかもしれない」と一度肯定してあげることが大切です。

ネガティブな状態に陥っている人に対して、応援のつもりでかけたポジティブな言葉は、その人がもともとネガティブ思考の場合は、自己矛盾に陥るトリガーとなってしまう可能性があることを覚えておいてください。

また、自身がネガティブ思考な人は、無理やりポジティブになろうとせず、本書のストレス解消法を1つずつ行ってみることをおすすめします。

なぜネガティブな人にポジティブな言葉がけがNGなのか

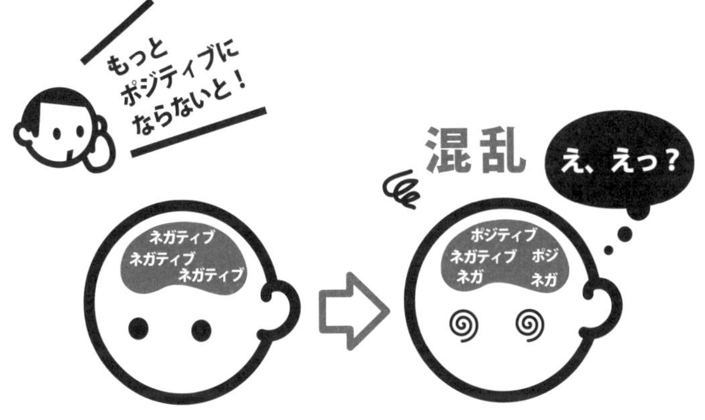

ネガティブ思考なら無理してポジティブになろうとしなくていい。
ネガティブな人にポジティブな言葉はかけない。

上から目線の人は気にしない

効果：イライラ

―コーネル大学　クルーガーとダニングの研究―

●ダメな人ほど自分をダメだと認められない

何かと上から目線で人を扱ったり評価したりする人がいます。そういう人たちとつき合っていくのはときにとてもストレスフル。

でも、**「能力が低い人ほど自分を過大評価する」**というコーネル大学のクルーガーとダニングによる実験結果が示すように、**ダメな人が自分をダメだと認識できないことは、研究でも証明されている**のです。

●能力が低い人ほど自分を過大評価するという調査結果

調査では、ユーモア、文法、論理のテストを行いました。

たとえば、ユーモアでは、被験者である65名の大学生に30個のジョークを読ませ、どれくらい面白かったか評価してもらいました。

同時に、「あなたのユーモアの理解度は同年代のなかでどのくらいに位置していると思いますか」と尋ね、自身のセンスを評価してもらいました。

すると、**実際のユーモア理解度の順位の低い人ほど、「自分はユーモアセンスがある」と自己評価を高くする傾向があった**のです。

興味深いことに、成績下位25パーセント以内の人は、総じて「上位40パーセント程度にいる」と自分を過大評価し、逆に成績上位25パーセント以内の人は、平均して「上位30パーセント程度にいる」と過小評価したのです。

つまり、**謙虚な気持ちがない人ほど、傲慢だということが示唆された**のです。

また、「あなたは平均よりも運転がうまいほうですか？」というアンケートに対しても、じつに70パーセントが「私は平均以上です」と回答していることからも、そもそも「自分は大丈夫」「他人は自分より下」

と決めつけて考えている人が多いとも言えそうです。

●なぜ能力がないのに偉そうなのか

上から目線の人や無駄に自信だけある人の多くが、なぜ偉そうな態度をとるのか？

それは自身を客観視する**「メタ認知」**ができていないからです。ですから、そんな人が発する言葉や評価に踊らされるのは時間とエネルギーの無駄。

結局は、ただただ謙虚に自己修養・自己研鑽に励むことが賢明だということです。

上から目線の人ほど能力が低いワケ

上から目線の人
エヘン
オレなら
カンタン
だな
メタ認知能力 低
謙虚な人
そっかー
すごいなー
メタ認知能力 高
＝謙虚な人のほうが、上から目線の人より能力が高い

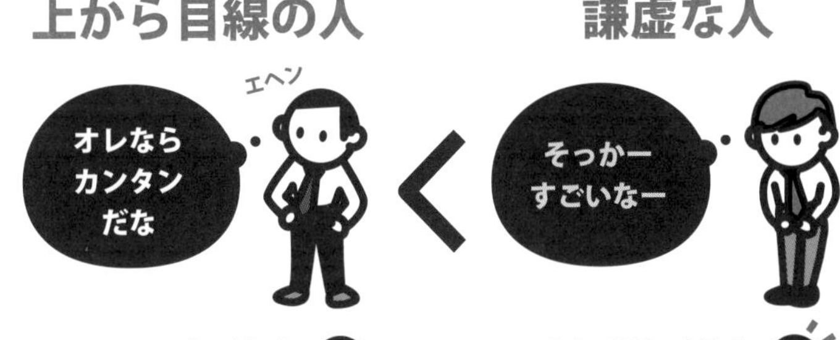

上から目線な人、傲慢な人、偉そうな人は、
「自分を客観視できない人」であることを覚えておく。

反撃は絶対にしない

効果：怒り／イライラ

—コーネル大学　リーガンの研究—

●相手がした態度に、同様の態度で相手に接してしまうワケ

「倍返しだ」なんてことばが流行しましたが、仕事や生活で嫌なことがあったら、思わず反撃したくなるものです。

心理学には**「返報性」という概念**があります。**好意、敵意、譲歩、自己開示など相手の態度に対して、自分も同様の態度で相手に返すという傾向**です。

コーネル大学のリーガンは、「返報性」を明らかにしたある実験を行っています。「美術鑑賞」という名目で被験者を募り、被験者に加え、もう１人のサクラである被験者を用意し、「被験者＋サクラ」の２人１組で作品の評価をしてもらいます。その際、被験者を次の２つのグループに分けて行いました。

グループ１　作品評定の合間の短い休憩中に、サクラが 10 セントのコーラを１本奢ってあげるグループ

グループ２　作品評定の合間の短い休憩中に、サクラが何もしないグループ

鑑賞後、サクラは被験者に対して、「私は新車が当たるクジつきのチケットを販売しているのですが、よろしければ１枚 25 セントのチケットを何枚か買ってもらえませんか？」と告げたところ、**コーラを渡された グループ１ は、何も渡されなかった グループ２ よりも、２倍もの割合でチケットを購入した**というのです。

●自分から親切にふるまうと相手もそれを返してくれる

この実験は、好意の返報性を示す好例で、**「こちらから与えると大きなお願いを聞いてもらいやすくなる」**という心理を明らかにしています。

つまり、優しさや励ましといった言葉は好意ですから、自分から親切なことをしたり温かい言葉をかけると、そのぶん、自分にも返ってきやすくなるというわけです。

「返報性」はポジティブにもネガティブにも働きます。

敵意や悪意も跳ね返ってきますから、**悪意ある態度をとれば、相手から気持ちがいいとは言えない反応が返ってくる**でしょう。

また、嫌な態度をされたときに**「目には目を、歯には歯を」で応答すれば、延々とストレスフルなラリーが続いてしまいます。**

ドラマとは違い、「やられたらやり返す」は禁物というわけです。

日ごろからつねに意識したい「返報性の法則」とは？

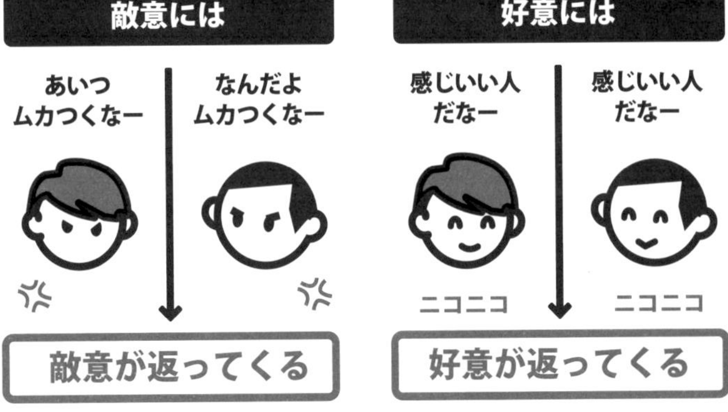

「返報性」をつねに意識して、自分がしてほしくないことは、相手にもしないようにする。

理解者を1人つくる

効果：同調圧力

—スワースモア大学　アッシュの研究—

●同調圧力に屈しないためには理解者が1人いればいい

強い信念をもっていたとしても、まわりの圧力に押しつぶされそうになる——。いかにもストレスのたまりそうなシュチュエーションです。

多数派の意見や、周囲の反応に合わせてしまう人間の心理をあらわにした、スワースモア大学のアッシュによる有名な実験に、「アッシュの同調実験」と呼ばれるものがあります。

基準となる1本の線が書かれたカードと、長さの異なる3本の線が書かれたカードを被験者に見せて、前者のカードの線と同じ長さのものを、後者のカードのなかから選ばせるという実験を、以下の条件で行いました。

- 7人の集団で12回行う
- 7人中6人はサクラで、本当の被験者は7番目に回答する
- 6人のサクラは12回のうち7回、全員が同じ誤答をする

アッシュの同調実験とは？

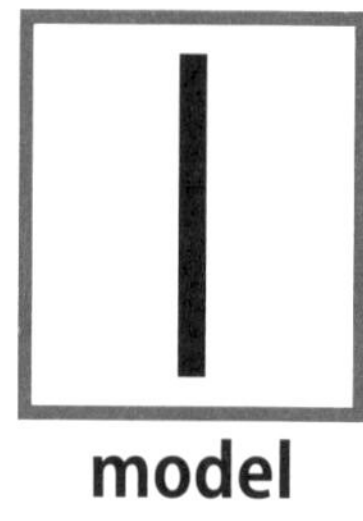

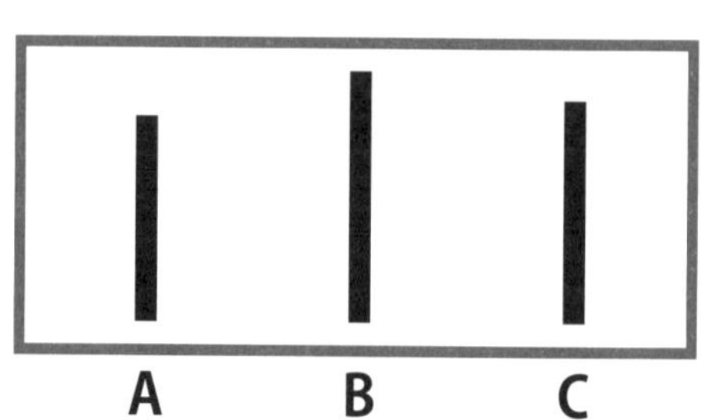

右と左で同じ長さのものを答えてください。

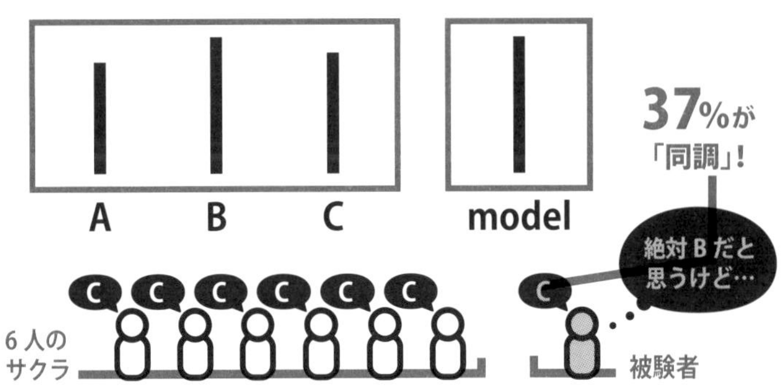

結果、37パーセントの被験者が、一度は間違った回答をしてしまったのです。間違うのは、サクラ6人が全員一致で誤答したときもっとも多く、1人でも正解を言うサクラがいると正解率は大きく上がりました。

この結果から、**正しいものを選んだとしても、同調圧力が働き多数派の意見になびいてしまうこと、少数派であっても味方がいてくれれば自分の気持ちを正直に言いやすい傾向があること**がわかりました。

人は、他者と違う行動をするとどうしても不安に陥りやすく、みんなと同じ行動をすることに安心感を抱きます。「アッシュの同調実験」は、まさに人間の不安定さを浮き彫りにした実験であり、一個人が"変わった人"で存在することの難しさを伝えていると言ってもいいでしょう。

裏を返せば、良き理解者が1人でもいれば、自信をもって行動できるということ。先のアッシュの実験では、**すべての回で被験者と同じ線を選ぶ人（つまり味方）が1人いると、同調する確率は5.5パーセントまで減少**し、本来の正解率に近づいています。

あなたのことを理解できない人は無意識に多数派の意見に従っているだけと割り切り、良き理解者を見つけることが大切というわけです。

どんなに反対意見があっても、1人の理解者がいれば遂行できるということを覚えておく。

批判的な意見は気にしない

効果：批判／落ち込み

―退役軍人精神衛生局　フォアーの研究―

●なぜ占い師の言葉はよく当たっていると思うのか

「だからお前はダメなんだ」と、そんなふうに言われると、「やっぱり自分は使えない人間なんだ」とひどく落ち込んでしまうもの。

しかし、よくよく考えれば誰しも“ダメ”なところはあるわけで、「お前はダメだ」と言われて思い当たらない節がない人などいません。

占い師に、「アナタは真面目だけど、どこか抜けているところがある。でも、秘めている野心は素晴らしく、誰かを放っておけない優しさもある」と言われれば、ほとんどの人が「そうかも」と思ってしまうのではないでしょうか？

●当たっていると思ってしまう「バーナム効果」とは？

誰にでも該当する曖昧な言葉を、自分だけに当てはまるものだと捉えてしまうことは、**「バーナム効果」**と呼ばれる心理学の現象の1つです。

バートナム・フォアーという心理学者が20世紀半ばに行った、バーナム効果を世に知らしめた実験があります。

実験では、学生に心理テストを実施したのですが、その結果を1人1人の診断結果に見せかけて、じつは全員に同じ内容の結果を渡し、学生たちの心理を調査しました。

心理テストの診断結果の内容は、「あなたの性格には欠点があるがふだんはうまく対処している」「あなたにはまだ上手に発揮できていないたくさんの能力がある」といった誰にでも当てはまるようなものでした。

そして、**その結果が「どれくらい正確に自分に当てはまっているか」を学生たちに5段階で評価してもらったところ、平均で4.26という結果に**つながったのです。

面白いほど、全員がその分析内容が正確だと思い込んでしまったわけです。また、内容が自分に好都合なときほど、正確だと思い込む傾向もわかりました。

●否定的な言葉に凹むのは「バーナム効果」だと心得る

人は、曖昧な言葉をかけられると、その言葉が自分に当てはまると思いがちです。ですから、具体的な指摘にかける「お前はダメだ」「お前は甘い」といった、誰にも当てはまる批判的な意見に対しては、思い悩む必要はありません。逆に、自分にとってうれしいことを言われたら、それは素直に受けとりましょう。

人間はとても都合の良い存在ですから、「誰だってそうじゃないか」、そう割り切って次に進めばいいのです。

占い師も使う「バーナム効果」とは？

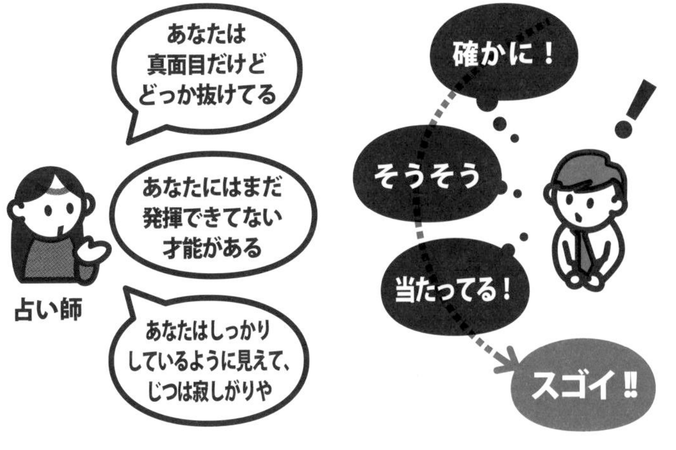

自分への批判に落ち込みそうになったら、
その内容をよく聞き、バーナム効果ではないか確かめる。

ポジティブな言葉を使う

効果：痛み／打たれ強さ／好感度／やる気

―南デンマーク大学　ヴェイグターらの研究―

●ポジティブな言葉が痛みに耐える能力を上げる

疲れやストレスが溜まってくると、ついついイライラしてネガティブな言葉を発したくなりますが、**「ポジティブな言葉を使っていると、痛みや調子の悪さへの耐性が高まる」**という南デンマーク大学の研究があるのです。

研究を行ったヴェイグターらは、83 人の被験者に対して 3 つの説明文を読んでもらいました。

①「ポジティブな言葉による説明文」
②「ネガティブな言葉による説明文」
③「中立的な説明文」

それぞれを読んでもらったうえで、**被験者にスクワット運動をしてもらったところ、①の説明文を読んだケースは大腿筋の耐性が 22 パーセントもアップし、逆に②の説明文を読んだケースでは 4 パーセントもダウンし、痛覚過敏まで引き起こした**というのです。

ネガティブな言葉を使うと、よりネガティブな気持ちになってしまい、痛みを感じやすくなることが示唆されたのです。

●誰もが陥る「ネガティビティ・バイアス」とは？

そもそも人間には**「ネガティビティ・バイアス」**という認識の傾向があります。

つまり、**ポジティブな情報よりも、ネガティブな情報に注意を向けてしまいがち**な性質があるのです。

また、ネガティブな情報ほど記憶に残りやすいという傾向もあります。

それを示す好例がスワースモア大学のアッシュが行った実験です。

彼は、被験者たちに、とある人物を評価するために、以下のようなことばをリストとして見せました。

リストA 知的な　器用な　勤勉な　温かい　決断力がある　実践的な　注意深い

リストB 知的な　器用な　勤勉な　冷たい　決断力がある　実践的な 注意深い

リストA と **リストB** の違いは「温かい」と「冷たい」だけです。

しかし、「温かい」を含む **リストA** を見せられた90人は、その人物を「優しい」「社交的」「面白い」という具合に相対的に高く評価したのに対し、「冷たい」を含む **リストB** を見せられた76人は、全体的に低く評価したのです。

たったひと言のネガティブな言葉が、大きく印象を変える力をもっているというわけです。

●ネガティブな言葉があなたの評価を低くさせる

ネガティブな言葉は、人の注意を引いてしまいます。ですから、たった1つでもネガティブな言葉を使ってしまうと、発したあなたへの評価も低くなってしまう可能性があるのです。

一方、ポジティブな言葉にはやる気や体力さえも向上させる力があります。ですから、他者へはもちろん、自分自身に対しても、ポジティブな言葉を投げかけるように努めてください。

ふだんからネガティブな言葉をポジティブな言葉に置き換える練習をしておく。

権力者の言動は気にしない

効果：憤り／やるせなさ

―ティルブルグ大学　ランマーらの研究―

●そもそも権力者は共感に欠ける

上の立場にいる人が自分の意見になかなか耳を傾けてくれない。そういったストレスフルな経験は少なからず誰にでもあるかと思います。

悲しいかなというべきか、面白いというべきか、**「人は権力を得ると共感に欠ける傾向がある」**ことを示したティルブルグ大学のランマーらの権力と共感に関する研究があります。

実験では、61 人の大学生を、次の 2 つのグループに分けました。

グループ 1　自分が権力をもったときの経験を思い出してから課題に臨むグループ

グループ 2　権力のなさを痛感した経験をしたときを思い出してから課題に臨むグループ

さらに、グループ 1　グループ 2　双方の半分の被験者には、サイコロを振ってもらい、出た目に応じて報酬が変わるようにしました。

そして、出た目は各々が自主的に報告する形にしました。つまり、嘘をつこうと思えば簡単につける状態にしたわけです。

一方、もう半分の被験者にはサイコロを振らせず、「交通費を多く請求することは倫理的に許せるか、許せないか？」のみを尋ねました。

●権力者は、自らは嘘をつき、嘘をつく人は許さない

すると、サイコロを振って出た目に応じて報酬が変わるようにした半分の被験者では、グループ 1　の権力感を抱いた状態の被験者のほうが　グループ 2　の非権力感を抱いた状態の被験者よりも、嘘の報告をする確率が高いという結果が明らかになりました。

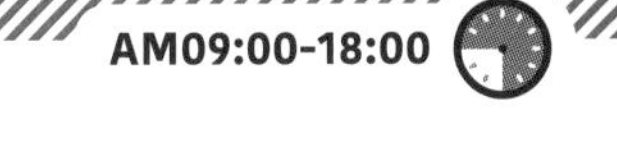

そして、交通費の過剰請求が許せるか許せないか尋ねられたもう半分の被験者は、グループ1 のほうが グループ2 よりも厳しい判断をしたのです。

この結果は、**人は権威性をもつと共感力に欠け、自分の行いについては寛容になる一方、他人の行いに対して厳しくなる**ことを示しています。

実験の被験者の大学生たちが「権力をもったときを思い出す」だけで、このような結果が出たのですから、日ごろから権威をもつ立場にいる人は、さらに自らの存在を大きく考えている可能性が高いといえます。

政治家や組織の上層部が聞く耳をもたないのは、そもそも共感力に乏しいからとも言えるわけです。

ですから、権力者の言動に「どうしてわかってくれないんだ」といったストレスを抱えるのではなく、権力者はそもそも共感力に欠けると割り切り、違うところに労力を注いだほうが賢明と言えそうです。

共感力に欠ける〝権力者の思考〟とは？

権力者
あるときは
過剰請求なんて許さない!!
あるときは
6！
本当は2だけど
一般人
なんて自分勝手なんだ…

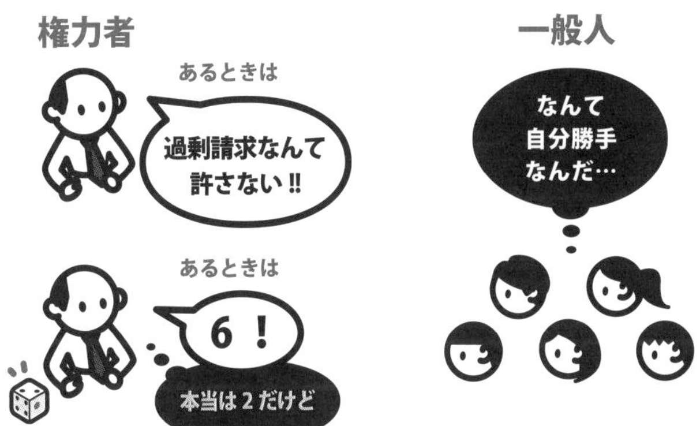

上層部の言動に振り回されるのではなく、上層部とはそういうものだと割り切り、違うところに労力を注ぐ。

攻撃を無効化させる

効果：批判／悪口

―北海道大学　尾崎らの研究―

●ネガティブをポジティブに変換させる「無効化」

否定的な意見や感情をぶつけられてストレスを感じない人など、この世にほとんどいないと思います。ネガティブなことを言われたとき、どう解釈するか。そのヒントとなるのが、北海道大学の尾崎らの「無効化」という考え方です。

無効化は、言語学における**「言語行為論」**という理論を基にしています。私たちの発言は、同時に何らかの行為を成しています。たとえば、「こんにちは」という発言は、「あいさつ」という行為を成しています。同様に、「ごめんなさい」という発言は、「謝罪」という行為を成しています。

無効化とは、話し手側が発言によって実現しようとしている「攻撃的な行為」を、聞き手側が自らの発言によって別の「行為」にすり替えて、攻撃的な効果を無効にしてしまうことです。

●攻撃相手さえも味方につけたキング・カズの「無効化」

たとえば、無効化のいい例が、サッカー選手のキング・カズこと三浦知良さんの発言です。

某テレビ番組で、元プロ野球選手の張本勲氏が、キング・カズが現役を続けていることに対して、「若い選手に席を譲らないと。団体競技だから伸び盛りの若い選手が出られない。だから、もうお辞めなさい」という発言をしたことがありました。

この発言を受けて、世間は「余計なお世話」「老害発言」など、メディアも巻き込んでの論争になりました。

しかし、当の本人、キング・カズは、「張本さんほどの方に言われるなんて光栄です。『もっと活躍しろ』って言われているんだなと思う。

『これなら引退しなくていいって、オレに言わせてみろ』ってことだと思う」と発言し、張本氏の「侮辱」のことばを「激励」にすり替えて、攻撃力を完全に削いだのです。こうなってはさらなる攻撃をしかけても恥をかくだけ。

この発言には、世間も当の張本氏も絶賛し、この件は無事に落着を迎えました。まさしく攻撃の無効化の好例と言えるでしょう。

昨今はツイッターをはじめとしたSNSで、誹謗中傷や悪口を書く人たちが絶えません。身近なところにも、自分の陰口を言っている人もいるでしょう。ですが、その言動をマイナスとして飲み込んでしまうと、ストレスになってしまいます。

攻撃力を削ぐ「無効化」という「護身術」を身に着けることこそ、ストレスに苛まれない生活をつくり出すカギとなるのです。

「無効化」の好例：キング・カズの発言

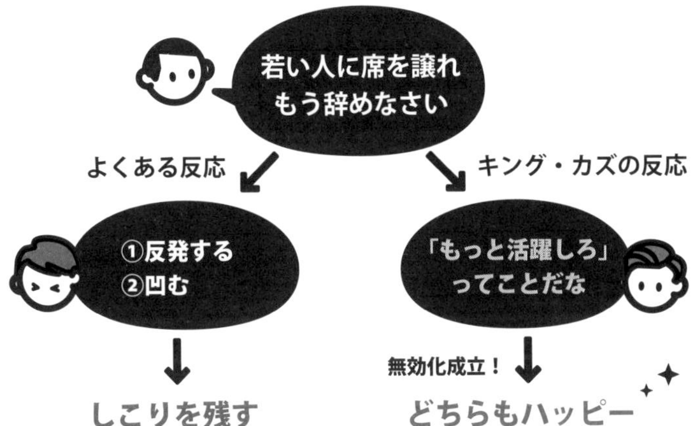

誰かに批判されたり、悪口を言われたら、
その攻撃を「無効化」する発言をしてみる。

八方美人でかまわないと考える

効果：葛藤／矛盾

—立命館大学のサトウと帯広畜産大学の渡邊の研究—

●そもそも人はみな八方美人になるものである

「私って○○な人だから……」「本当の私は○○なのに」というように、私たちはよく自己分析をします。

ときには、人によって態度を変えてしまう自分に、「自分は芯のない、八方美人なのではないか？」と悩んでしまうこともあるでしょう。

ですが、立命館大学のサトウと帯広畜産大学の渡邊による**「モード性格論」**では、**「人間は生活のなかで自由にモードを変えることで、行動や性格を変えて生きている」**と提唱しています。

人は、相手との関係性や状況によってコロコロと性格を変えていきます。たとえば、「家で家族と話すとき」と「職場で話すとき」は相手や状況が異なるため、別の性格になるのは当たり前というわけです。

性格には主に次の3つの視点があります。

1 自意識としての性格＝一人称的性格（自分が思う性格）
2 自分と相互作用のある他者との関係としての性格＝二人称的性格（家族や友人、同僚などの前での性格）
3 第三者的な立場から見た役割としての性格＝三人称的性格（部長、営業、父親といった肩書きとしての性格）

とくに、二人称的性格は多重モードと言われ、接する人間関係や環境によって自由にモードを変えている、とも言われます。

「あなたって人によって態度が変わるよね」と言われることで傷つく人もいるはずです。

しかし、人間は元来、誰しも自然にモードを切り替えて生活をする生きもの。至極当たり前のことですから、そのような揶揄（やゆ）を過度に気にする必要はありません。

●性格を変えたかったら、環境を変えてみる

サトウと渡邊は、「性格が安定しているように思えるなら、それは自分の問題ではなく環境の問題。あるいは与えられている役割の問題かもしれない」とも付言しています。

また、環境や役割が固定されれば、そのぶん自分の性格も固定される傾向にあります。すなわち、**性格を変えるためには、環境の変動が不可欠**というわけです。

「私って○○な人だから……」などと決めつけてしまうことは、自分自身の可能性を制限してしまうことにもなりかねません。

新しい人と会うこと、新しい環境に身を置くことは、新しい自分（のモード）を見つけるチャンスだと考えてみてください。

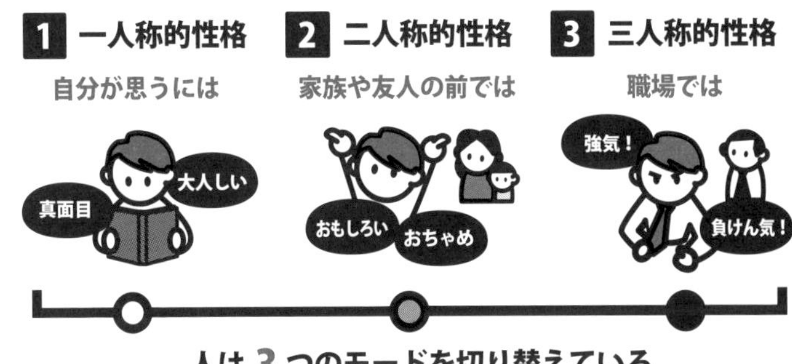

自分の性格を決めつけず八方美人も良しと考える。
性格を変えたいなら環境を変えてみる。

無視されても気にしない

効果：イライラ／不安／怒り／悲しみ

—ニューヨーク大学のダーリーとコロンビア大学のラタネの研究—

●無視されているのではない。「傍観者効果」のせいである

デジタル上でコミュニケーションをとることが珍しくない昨今。

読んでいるはずなのに返事がない「既読スルー」、そしてそもそも読みさえもしない「未読スルー」などは、誰もが一度は経験したことがあるイライラの種ではないでしょうか。

また、複数から形成されているグループチャットなどで誰からも反応がないと、「嫌われているのかな」「まずいことを言ったかな」と不安を抱いてしまう人もいるはず。

しかし、それは単に、いわゆる「**傍観者効果**」が働いている可能性があるのです。

「傍観者効果」とは、「自分がやらなくてもほかの誰かがやるだろう」と考えて行動しない心理的作用のことです。

●人がいればいるほど、人は動かなくなる

ニューヨーク大学のダーリーとコロンビア大学のラタネが行った「傍観者効果」の実験があります。

実験では、議論をしているときに突然別の参加者が発作を起こすという緊急事態に、どういう行動をとるかを観察しました。

参加人数の数を多くしたり、少なくしたりすることで行動に変化があるかどうかも調べました。

すると、参加者が発作を起こしたとき、自分以外に誰かほかの人がいる状況では自己の責任感も薄れ、スタッフへの事故の連絡も遅くなるという結果になりました。

さらに、**自分以外の人数が多くなれば多くなるほど、自分では動かなくなる**という傾向も判明しました。

ほかに誰もいない状況では全員が連絡を行ったのに対し、ほかの人が4人いる状況では、なんと4割近くの人がスタッフに連絡をしなかったのです。

ですから、グループチャットなどで反応がないのも仕方のないことです。でも無視されるのはせつないもの。

少なくとも、「誰かがやるだろうはバカヤロウ」をモットーに、ほかの人がやらなくても自分は動くという習慣を身につけたいものです。

情けは人の為ならず。そういう心遣いがいつか巡り巡って自分のところに良い形で返ってくるはずです。

「傍観者効果」とは？

人が少ないと

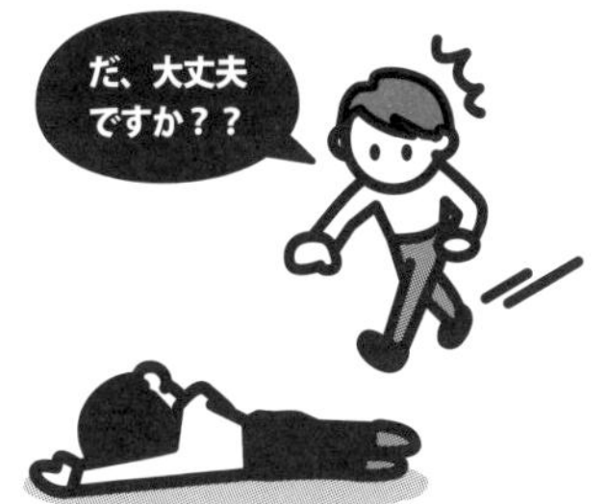

自ら動くが…

人数が多いと…

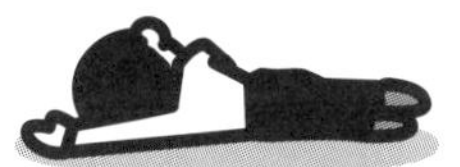

**誰かが
やるだろうと思って
誰もやらない**

**「誰かがやるだろう」という状況であればあるほど、
自分が動くという習慣を身につける。**

不機嫌な人の顔を見ない

効果：不安／恐怖／怒り

―アメリカ国立衛生研究所　ハリリらの研究―

●ネガティブな表情は見ている人のストレスを増やす

仕事の最中にネガティブな言葉ばかりつぶやく人や、不機嫌そうな顔の人を見ると、こちらまで気分が悪くなってきます。

それを実証するように、**「ネガティブな表情は見ている人のストレスを増やす」**というアメリカ国立衛生研究所のハリリらの研究があります。

実験では、被験者の不安や恐怖をあおる画像を見せ、そのときの脳の扁桃体の様子を調べました。扁桃体は不安や恐怖などネガティブな感情を感じたときに活動する部位です。

実験では、次の３パターンの画像を見せました。

パターン１ 人の恐怖や怒りなどの表情

パターン２ 動物や昆虫など自然界の恐ろしいもの

パターン３ 自分に向けられた拳銃や事故、爆発など人工的な恐ろしいもの

その結果、**パターン１** を見たときだけ、扁桃体が激しく反応することがわかったというのです。

人間は、他者であってもネガティブな表情を見ると、ネガティブな感情を抱いてしまうのです。

●否定的な人と近くにいればいるほど否定的になる

これに関連して、ハワイ大学のハットフィールドらは**「否定的な人と過ごす時間が長いほど、同じような考えをするようになる」**という研究を行っています。

研究では、**ネガティブな人と一緒に過ごすと、顔の表情、姿勢、さら**

には声の出し方や動作まで似てきてしまうことを明らかにしています。

つまり、**「人は、他人のネガティブな言動、心の状態に影響を受け、無意識のうちにマネしてしまう」傾向がある**というわけです。

148ページでもお伝えしたように、**人はそもそもネガティブなものに目がいきやすいという性質（＝「ネガティビティ・バイアス」）をもっています**から、ポジティブなものとネガティブなものがあったら、ネガティブなものに意識が向いてしまいます。

ネガティブの“もらい事故”に遭遇しないためにも、ネガティブなものとは距離を置いておくことが賢明です。

ネガティブな人の近くにいるとネガティブが加速する

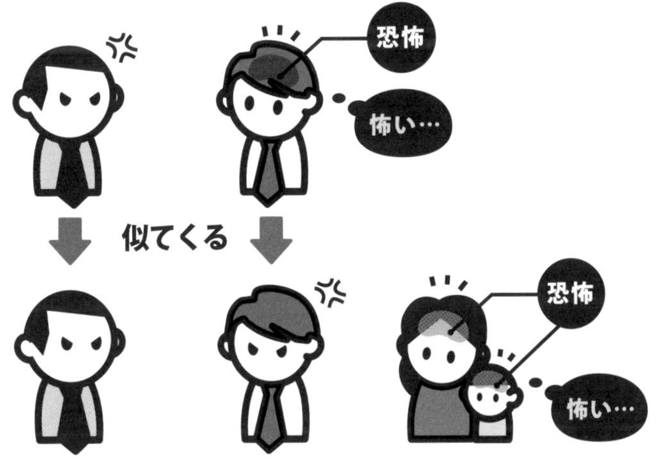

いつも不機嫌な顔をしている人、否定的なことばかり言う人、ネガティブな人には極力近づかない。

ミラーニューロンを活かす

効果：共感力／絆

—パルマ大学　リゾラッティらの研究—

●共感力を高める「ミラーミューロン」の働きとは？

人は共感でつながっています。人と関わるのが苦手という人には、この共感力が欠けているという場合が多々あるようです。

人間には共感力の神経とでも形容すべき**「ミラーニューロン」**という神経細胞があります。

「ミラーニューロン」とは、1996年にパルマ大学のリゾラッティらの研究によって発見された、自分だけでなく他人が行動するのを見ているときにも活動するニューロン（神経細胞）のことです。

わかりやすい例で言えば、痛み。痛がっている他者を見ると、まるで自分まで痛く感じるような共感現象が起きると思います。

事故の映像などを見ると、こっちまで「痛い！」と感じてしまう現象こそ、ミラーニューロンによる働きです。

●人間の脳にそなわる「他者を自分のように捉える機能」

ユニバーシティカレッジ・ロンドンのシンガーらの研究によると、16組の恋人同士の被験者に対して、自分と相手にそれぞれ軽い電気ショックを与えたときに、どのように脳が反応するかを調べました。

すると、**相手が電気ショックを受けたときにも自分が電気ショックを受けた場合と同じ脳の部位が活性化した**のです。

つまり、**脳には他者の行動に対しても、まるで自分のことのように捉え、鏡のように反応する機能がある**わけです。

この機能が備わっているおかげで、**人の行動を見て、これをやったら痛そうだ、危なそうだということを判断し、危険を回避したりすることができるため、生物学的にとても重要な能力**なのです。

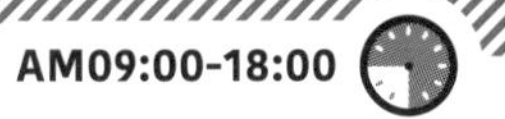

●ミラーニューロンを活性化して共感力を高める

他者とさまざまな感情を共有する。

大切な人に起こる感情やできごとを自分のことのように喜び、そして悲しむ。**共感する能力というのは、ある意味、他者とつながるためにはとても大切な能力**です。

「なんで喜んでいるのかな？」「なんで困っているのかな？」、他人に対して関心をもつことこそ、ミラーニューロンを活性化させるポイント。

そして、同じリアクションをしてみるのも、ミラーニューロン活性化に効果的です。

相手が笑ったら、あなたも笑う。相手が飲みものを飲んだら、あなたも飲みものを飲む。

あなたが誰かといるとき、ミラーニューロンが働けば働くほど、心の距離が近づくようになるはずです。

ミラーニューロンを活かして共感力を高める方法

1 他人に関心をもつ
なんで悲しんでいるのかな？
2 同じ動作をする
笑う
笑う
飲む
飲む

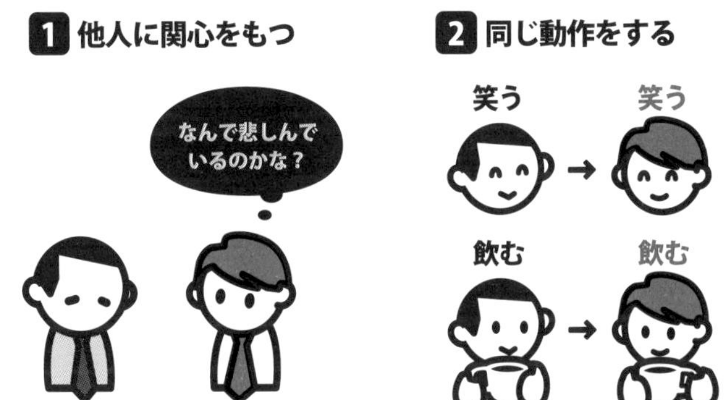

相手に関心をもち、相手と同じリアクションをしてみることで、ミラーニューロンを活性化させる。

温かいカップをもちながら話し合う

効果：好感度

―コロラド大学のウィリアムスとエール大学のバーグの研究―

●ポジティブ・シンキングに必要な意外なものとは？

いろんなものをネガティブに評価してしまい、人に優しくできない。それが原因で自己嫌悪に陥ってしまうなんていうこともあるでしょう。そんな自分を変える意外な方法、それは、「温かいものに触れること」です。

些細なテクニックかもしれませんが、**「冷たい飲み物が入ったカップをもつときと比べて、温かい飲み物が入ったカップをもって接したときのほうが他者をより温かい人物であると評価する」**というコロラド大学のウィリアムスとエール大学のバーグの研究が参考になります。

●温かいカップをもって接すると温かい気持ちになる

この研究は、世界的に権威をもつ学術雑誌の１つ『サイエンス』で発表されたもので、実験では、41人の被験者に温かいコーヒーあるいは冷たいコーヒーをもたせたあとに、質問紙に書かれた人物についての評価を行ってもらいました。

すると、**温かいコーヒーをもっていた人のほうが、その人物に対して好意的な印象を述べ、「優しい」「配慮がある」など文字通り「温かい」評価をする**傾向にありました。

この実験は、コーヒーを飲むとカフェインの摂取など個体差が出てしまうため、あくまで触っているだけという条件下で行われました。

つまり、雑談やミーティングのときに、温かい飲みものを手にしているだけで、嫌な気分が減少し、ポジティブな態度をとる傾向が強くなるというわけです。

CHAPTER 5
人間関係

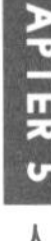

●温かいものに触れると、気遣いが向上する

また、53 人の被験者に「新製品の評価」と称して、温かいパッドあるいは冷たいパッドを手渡して評価してもらい、ギフトを選んでもらうという実験も行いました。

すると、温かいパッドをもった人の 54 パーセントが家族や友人へのギフトを選んだといいます。

その一方、冷たいパッドをもった人の 75 パーセントは自分用のプレゼントを選んだそうです。

実際に、**温かいものに触れているときは、コミュニケーション力や考える力などを向上させる前頭前野が活性化している**ことも研究で明らかになっています。

温かいものをもっているだけで、他人を温かく受け止め、配慮や気遣いの精神が生まれやすくなる。やさしい気持ちになれるということです。

温かいものをもちながら話し合うと雰囲気がよくなる

配慮がある人
だな～
温かい人だな～
優しい人だな～

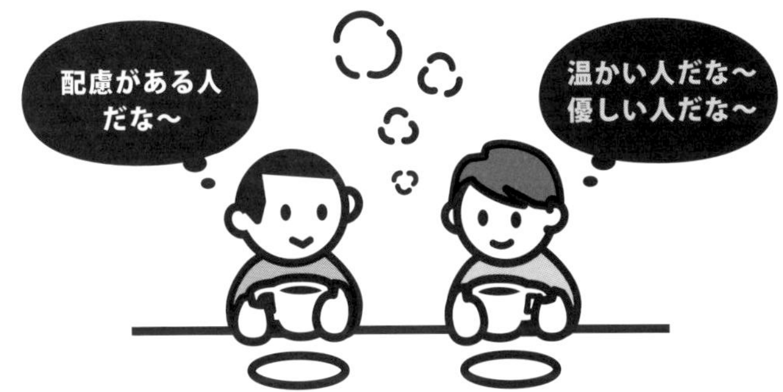

**誰かと話し合うときは、お互いに穏やかな気持ちで
話し合えるよう、温かいカップをもちながら行う。**

感情を表に出す

効果：意思疎通／誤解

—オレゴン大学　タックマンらの研究—

●本当の感情を表に出さないと、他人から嫌われる

誰だって他人にいい印象をもってもらいたい。でも、なかなかうまくいかない。そしてそれがストレスに……。もしかしたら、それは、あなたの感情表現の仕方に問題があるのかもしれません。

謙遜の気持ちも大事ですが、本心を見せることも大事です。

研究では、気を遣いすぎて、感情を表に出さないと、かえって他人から嫌われやすくなることがわかっています。

オレゴン大学のタックマンらは、4人の被験者に笑える娯楽作品と泣ける感動作品を見てもらうという実験を行いました。

その際、4人のうち2人には「感情を表に出してください」、残りの2人には「感情を表に出さずに見てください」と指示し、鑑賞中の4人の表情をカメラに収めました。

その後、約150人の学生に、4人の表情を評価してもらいました。

すると、「笑える娯楽作品、または泣ける感動作品を見ていた」という情報を与える、与えないにかかわらず、**感情を出さない2人に対する印象は、著しく厳しいものになった**そうです。

その評価は、「社交的に見えない」「自分とは合わなさそう」「不安そうに見える」など散々なもので、**表情に感情を出さないことは大きなマイナスイメージを与えることがわかった**のです。

●感情は体で表現したほうがさらに伝わる

感情を表に出すことは、とても大事なことです。

しかし、**喜びの表情と苦痛の表情は、さほど変わらない**とも言われていますから、気持ちを相手に伝えるためには、全身できちんと表現することが大切です。

エルサレム大学のアヴィゼールらの研究によると、勝利したときの顔と負けたときの顔に、スポーツの試合で勝ったときのポーズと負けたときのポーズをそれぞれバラバラに組み合わせてコラージュし、被験者に見せたところ、被験者は、表情に関わらず、勝利のポーズのものにポジティブな評価をしたというのです。

つまり、被験者は顔ではなく、全身を見て判断していたということです。

ですから、人とコミュニケーションをとる際は、感情を表すことが大切。しかも体いっぱいで表現するほうがより伝わるということです。

感情はおおげさなくらいじゃないと伝わらない

なに考えてるんだろ…
楽しいのか、な？
すごく楽しいんだな！

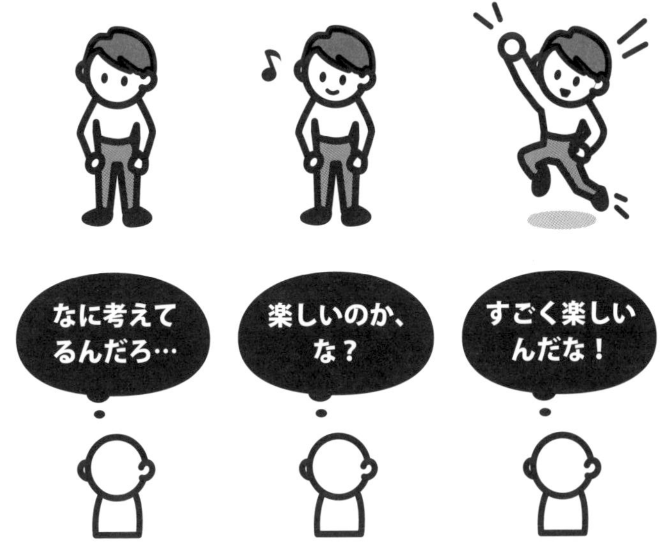

より良い人間関係を築きたいなら、感情を表に出す。
体いっぱいで表現したほうが、感情はより伝わる。

能力ではなく努力をほめる

効果：リーダーシップ／子育て

—コロンビア大学　ミューラーとドウェックの研究—

●日本の学生は半分以上が自分のことをダメだと思っている

日本人は、他国に比べると自尊心が低いことが指摘されています。

日本青年研究所が、日本・米国・中国の中高生を対象に、「自分はダメな人間だと思うか？」という調査を行ったところ、**「ダメだと思う」と答えた学生が、米国と中国は20パーセント未満だったのに対し、なんと日本は約60パーセントに上りました。**

自尊心が低ければ、当然、自信もなくなり、不安にかられがちになってしまいます。

では、自信をもたせるにはどうしたらいいのでしょうか？

●能力をほめることは、かえって逆効果

解決法の１つが、“ほめる”ことによって、その人の長所を伸ばし、自信をもたせることでしょう。

ですが、むやみやたらに、ほめればいいというわけではないことが、コロンビア大学のミューラーとドウェックの研究によって示されています。

ミューラーとドウェックは、次のような実験をしました。

1 まず生徒の能力を称賛し、その後、より難しいテストを行う
2 まず生徒の努力を称賛し、その後、より難しいテストを行う

すると、2 は成績を伸ばしましたが、1 は逆に成績を落としてしまったのです。そして、**能力をほめることは、子どものやる気をむしばむ可能性がある**と指摘しています。

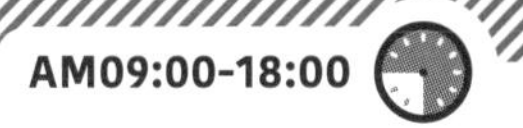

●能力をほめるのではなく、プロセスをほめること

相手をほめるときに大切なことは、結果や能力をほめるのではなく、プロセスをほめることです。

「頭が良いね」ではなく、「毎日１時間も勉強していたんだから本当にすごい」という具合に、具体的にプロセスをほめることが大切です。

結果だけほめると、子どもは努力を怠ってしまうのです。

これは子どもに限った話ではないでしょう。

プロセスをほめることは、その人のこだわりや努力を評価することです。そういう部分を見てもらったほうが、次の努力につながりやすいのです。

日本人学生に自尊心が足りないというデータは、「ほめるのが下手」という日本文化のウィークポイントとも言えるでしょう。

誰かをほめるときは、プロセスを意識してほめること。

そして、自分が能力をほめられたときは、図に乗らず、謙虚にさらなる研鑽を積むように心がけましょう。

なぜ能力よりプロセスをほめたほうがいいのか

才能をほめると

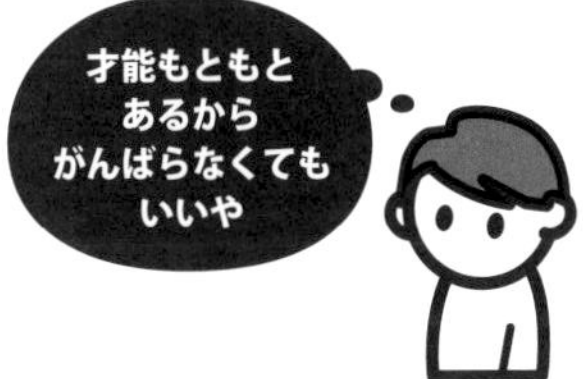

才能もともと
あるから
がんばらなくても
いいや

プロセスをほめると

がんばったから
ほめられた
もっとがんばろ～

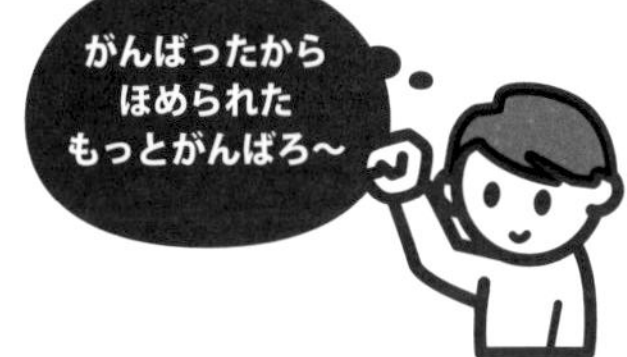

人をほめるときは、才能や結果をほめるのではなく、努力や成長などそのプロセスをほめる。

ときには話を受け流す

効果：イライラ

―ハーバード大学　タミルとミッチェルの研究―

●人は自分の話をしたがる生きもの

「大きなプロジェクトに関わっていてさ」「今度の休みはヨーロッパを旅行するんだ」など、自慢を含めた自分語りばかりを聞かされると、どんどんイヤな気分になる――。

悲しいかな人間は、個体差こそあれ、自分の話をしたがるようにできているから面倒です。

●自分の話をすると、脳の報酬系が活発化する

約 300 人の脳をスキャンして、自分の話をする際に“脳のどの部位が刺激されているか”を調べたハーバード大学のタミルとミッチェルの研究があります。

結果として、**自分語りで、脳の報酬系（快楽中枢とも）の活動が活発化する**ことがわかったそうです。

つまり、**自分の話をすること＝“気持ちが良いこと”として脳が反応**しているというわけです。

さらに実験では、37 人の被験者に、「自分のことではなく、他人（知人や有名人など）のことについて話をしたぶんだけ報酬をあげます」という条件で話をさせました。

ところが、平均で報酬の 2 割近くを棒に振ってまで自分の話をしたがったのです。どちらの話題でも報酬がもらえるようにした場合は、7 割が自分の話となりました。

人間は発言のうちの 30 ～ 40 パーセントを、「他者に自分の主観的体験を伝えるため」に費やしているといいます。SNS の投稿になると 80 パーセント近くまで膨れ上がるそうです。

●相手の「承認欲求」とうまくつき合う方法

自分の話をしたがる行為は、他人から認めてもらいたいという“承認欲求”を満たすこととリンクする部分があります。

すなわち、他者の“承認欲求”といかに向き合うかが、自分の話をし始めた人と上手につき合う、または、いなす方法となります。

自分語りは、本能的欲求であり「快感」なので、あえて話の腰を折るのは、相手の気分を損ねたり、欲求不満を残してしまう結果になりかねません。

ただただ黙って頷くだけで相手は満たされるのですから、「なんでこんな話を私がきかないといけないの」と考えず、132ページで触れた「捉え直し」などを用いて、適当に受け流しましょう。

いちいち反応して、ストレスをためないようにしてください。

話したがる人の対処法

こないだ
ゴルフでねぇ
いや～
なかなか
すごかった
んだよ
報酬系
この人はいま
自分の話をして
気持ちよく
なってるんだな
もしかして
家ではしゃべる機会
ないのかな

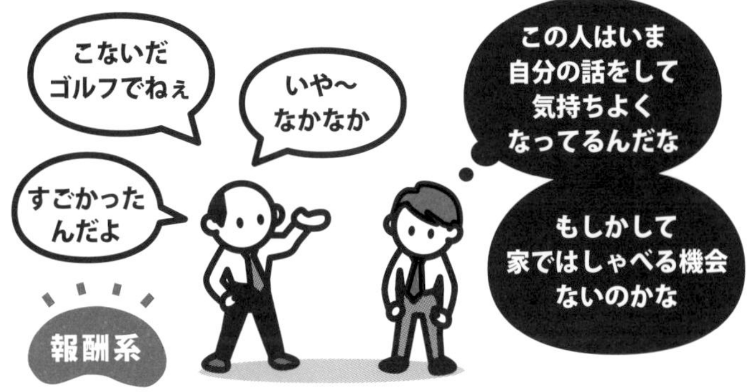

**自慢ばかりする人、話がただただ長い人は、
承認欲求が強い人だと認識して、話を適当に受け流す。**

言語行為論
―相手が自分の意図する意味で受けとるとはかぎらない

「寒いね」という何気ない言葉ですが、投げかけた相手によって意味が変わってきます。友だちと外を歩いているときの「寒いね」は、ただの状況説明となるため、「そうだね」「たしかに」といった返しでも問題ないでしょう。ですが、もしオフィスで先輩に「寒いね」と言われたら、言われたほうはエアコンの温度を上げるなどの行動が求められていたりします。

私たちは、何かを発言をするとき、ほぼ必ずその発言以外の行為も実行しています。たとえば、「ごめんなさい」と述べるのは、「謝罪」という行為を同時に遂行しています。「私は学生です」という発言は、「自己紹介」なり「説明なり」の行為を遂行しているわけです。

このように、発言によって実現される行為を「言語行為」とか「発話行為」と言います。哲学者のジョン・L・オースティンが提唱した言語行為論という理論です。

人と人との会話は相互行為であって、誰かが発した言葉の意味は、発した瞬間に確定するものではありません。何かを言ったとき、自分なりに思う意味は頭のなかにありますが、それは「相手にこう思ってほしい」というイメージや希望でしかなく、必ずしも他者が自分が意図した意味合いで受けとってくれるとはかぎりません。会話における言葉の意味とは、あくまで相手に渡ったときに決まるのです。

わかりやすい例が、ハラスメント。こちらはジョークのつもりで言ったものが、相手がハラスメントと捉えたら、ハラスメントになってしまうのです。誤解がないように、相手の立場に立って、こう言ったらこう解釈されないかなと考えて、言葉を尽くすことが大切です。

気配り、心配り、そして「ことば配り」が、良い人間関係をつくるコミュニケーションに大切なことなのです。

CHAPTER 6

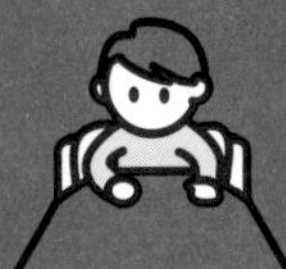

【夜】
1日のストレスをとり除く科学的な方法

75-93

1人カラオケをする

効果：落ち込み／不安

—王立音楽大学　ファンコートらの研究—

●誰も見てないところで1人で歌うとストレスが軽減！

つらいとき、落ち込んだとき、ストレスが溜まっているとき、歌うことでなんとなく気持ちが変わるのを感じることがあると思います。じつは、これを実証した研究があります。

王立音楽大学のファンコートらの研究では、「(610人の）観客あり」と「観客なし」の状態で被験者に歌ってもらい、それぞれにおいて唾液採取と質問紙によってストレスの数値を測りました。

すると、**「観客あり」の場合にはストレスホルモンのコルチゾールなどの値や不安感が上昇し、「観客なし」の場合には逆にそれらが下がる**ということがわかりました。

確かに、大勢の客の前で歌うのは緊張もするでしょうし、ストレス値は上がりそうです。逆に1人で思い切り歌うのは楽しそうですよね。最近は1人カラオケに行く人も多いそうですが、ストレス解消のためには非常に効果的なのです。

●合唱で幸せホルモンが増加する！

また、人前で1人で歌うのではなく、**「グループで歌うことで幸せホルモンがアップし、仲間との親近感が高まる」**という西ミシガン大学のキーラーの研究結果もあります。大きな声で歌うほど「ストレスホルモン」の「コルチゾール」が減少し、幸せホルモンの**「オキシトシン」**が増加することが明らかになっています。

●声に出して動くとパフォーマンスがアップする！

また、声を出すという意味では、こんな実験もあります。リヨン大学のラバヒらが行った実験では、被験者に「ジャンプ！」と言わせて垂直跳びをさせました。すると、平均で5パーセント高く飛んだというのです。

声に出すことで自然とやる気が引き出され、本来もっている力を発揮しやすくなるのです。何かにとり組むときは、かけ声を発してみる――。卓球の張本智和選手の「チョレイ！」などのかけ声には、自分を鼓舞する効果があることが、科学的にも立証されているのです。

ストレスが溜まったり、パフォーマンスを向上したいときには、声を出す。道具も何もいらず、誰にでも簡単に実践できるアクションです。

「ストレスを下げる」「パフォーマンスを上げる」声出しの使い分け

ストレスを下げたいとき

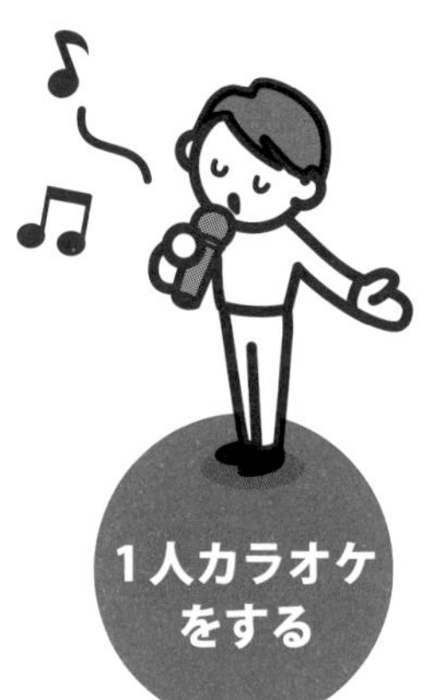

1人カラオケをする

パフォーマンスをあげたいとき

ジャンプ！
かけ声を発する

ストレスが溜まったら、お風呂で歌を歌ったり、1人カラオケをしたり、みんなで合唱をしてみる。

やけ酒はしない

効果：怒り／不安

—東京大学大学院薬学系研究所　野村・松木の研究—

●やけ酒は嫌な記憶を強化する

ストレスが溜まると、ついついやけ酒をあおりたくなります。ところが、東京大学大学院の野村・松木の研究では、**「やけ酒をするとイヤな記憶や気持ちがかえって強くなる」**ことが判明しています。

お酒を飲むと楽しくなって気持ちもふわふわしてきますが、飲み続けるとそうとは限りません。

研究では、ネズミに電気ショックを与えたあと、アルコールを注射し、どういう行動になるかを調べました。すると、ネズミは電気ショックのことを忘れるどころか、電気ショックの恐怖を強め、臆病になってしまった……つまりイヤな記憶が強化されてしまったのです。

●アルコールを常習すると嫌な記憶を消す能力が下がる

さらにアメリカ国立衛生研究所のホームズらの研究結果によると、**「アルコールを常習するとイヤな記憶を消す能力が下がる」**ようです。

先の研究と合わせると、イヤな記憶が強化され、消却することも困難になるから厄介です。ストレスから逃れるためにお酒を飲む行為は、逆効果どころか自分を苦しめるだけなのです。

●アルコールには良い効果もある

とは言え、アルコールには良い面もあります。

グラッツ大学のベネデックらが70人を対象に行った実験では、**「飲まないときに創造力が低かった人が、アルコールを摂取すると創造力がとくに高まった」**という報告があります。

男性40人を、アルコールを摂取したグループと摂取していないグループに分けて、缶ビール1本分程度を飲んだあとに実務遂行力や創造性を測定するテストをしてもらい、そのスコアを比較したところ、創造性において、**飲んだグループが飲んでいないグループよりもスコアが高かった**そうです。

●ほどよいアルコール摂取はクリエイティブ能力を高める

ふだん、脳の**ワーキングメモリ**は必要な情報と必要ではない情報を取捨選択しています。アルコールを摂取するとその働きが鈍って、**ふだんは捨てられてしまう情報が拾われる**ようになるため、これまでになかったような情報の組み合わせ、つまり新しい考えが得られると言われています。

缶ビール**1～2本くらいがほどよくクリエイティブになれるアルコール摂取**とのことですので、お酒を飲む際は適度に楽しむことを心がけてください。

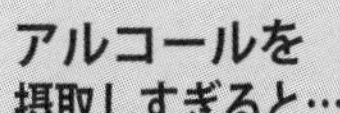

アルコール摂取の利点と欠点まとめ

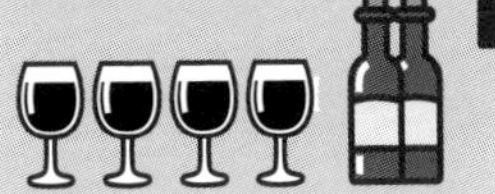

アルコールを摂取しすぎると…	→	・嫌な気持ちが増幅する ・嫌な記憶を消す能力が下がる
ほどよいアルコール摂取では？	→	・クリエイティブ能力が高まる

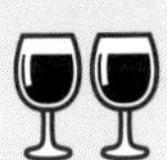

お酒に逃げても、結局は逃げられないと肝に銘じる。

悪いニュースは見続けない

効果：不安／憂うつ

—サセックス大学　ジョンストンとグラハムの研究—

●人は本来ネガティブに注目しやすい生きもの

人は基本的にネガティブな情報に目が行きがちです。この心の傾向は、**「ネガティビティ・バイアス」**と呼ばれます。

否定的なことに目を向けて、それに対処する方法を準備しておくほうが生存競争の上では有利なわけです。

●ネガティブなニュースを見続けたらうつ症状が出始めた

ミシガン大学アナーバー校ソロカらの研究によると、17ヵ国にまたがる1156人を対象に行った研究では、平均的な人間はポジティブなニュースよりもネガティブなニュースによって、皮膚の電気反応や血液量、脈拍数に大きな影響を受けることが明らかになりました。

また、サセックス大学のジョンストンとグラハムによると、30人の被験者たちを次の3つのグループに分け、実験を行いました。

グループ1 ポジティブな内容のニュース速報が14分間集められたビデオを見せる

グループ2 中立的な内容のニュース速報が14分間集められたビデオを見せる

グループ3 ネガティブな内容のニュース速報が14分間集められたビデオを見せる

この実験によると、**ネガティブな報道を見た被験者たちは、不安や悲しい気分が増幅され、ニュースに関係ない個人的な心配事まで大げさに捉えるようになったり、抑うつ症状や悲観的思考に陥りがちになる**ことがわかりました。

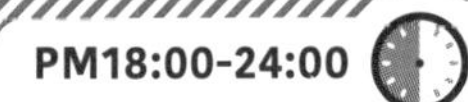

●報道する側にも悪影響が

また、一般の人より耐性が強いとされる報道側の人間でさえも悪影響があるようです。

メキシコ国立自治大学のモラルズらの研究では、**悲惨な事件の報道に携わったジャーナリストたちは、不安障害や抑うつ、PTSDなどを発症したり、アルコールやタバコ摂取量が増加する傾向が高い**と指摘されています。

何気なく点けているテレビから流れてくるネガティブなニュース。感情的なコメントを発する出演者たち……そういった番組ばかり目にしていると、知らないうちに気分が落ち込んでいってしまうのです。

タイマーなどを使ってニュースを制限する工夫を

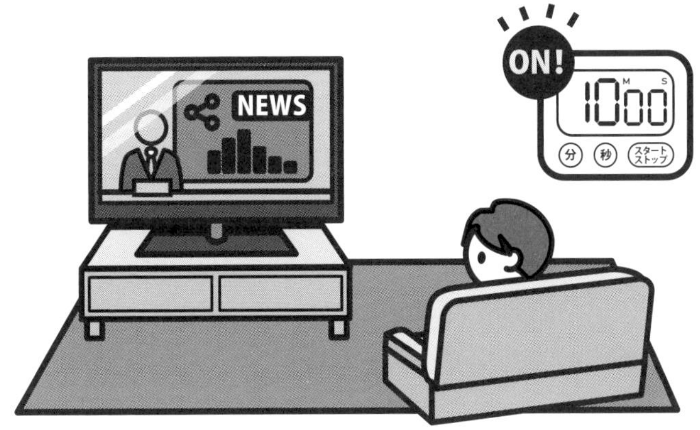

**ネガティブなニュースを見続けないために、
ニュースに触れる時間を制限してみる。**

八つ当たりしない

効果：怒り／イライラ

―オハイオ州立大学　ブッシュマンらの研究―

●怒りをものにぶつけたら怒りがもっと続いた

ストレスを感じると、ついつい人やものに八つ当たりをしてしまい、自己嫌悪。そんな方もいらっしゃるでしょう。

八つ当たりはただでさえまわりの人にとっては迷惑千万ですが、オハイオ州立大学のブッシュマンらの研究によれば、本人にさえいい影響がないようです。

彼らの研究では、まず被験者たちに「怒りは人にぶつけるよりも枕やパンチング・バッグのような無生物にぶつけると発散できる」という嘘の情報を与えました。

その後、被験者に書いてもらったエッセイを、サクラが酷評することで被験者たちをイライラさせ、ストレス発散の方法をリストのなかから選ばせたところ、ほとんどの人がパンチング・バッグを選びました。

ところが、**パンチング・バッグを殴った被験者たちは、怒りがおさまるどころか、攻撃的かつ怒りが続く傾向にあり、酷評したサクラはもちろん、関係ない人にまで怒りをぶつけるようになった**というのです。

イライラしたときにものに当たるのは、ストレス発散どころか、むしろ逆効果なわけです。

●八つ当たりは百害あって一利なし

攻撃的な態度というのは、怒りの原因に反撃できなかったり、目標を達成できないというフラストレーションから起こるようです。

しかし、そういった怒りに任せて八つ当たりをしていては、まわりの人もどんどん離れていってしまいます。

とくに、家族などの身内には甘えがあるからか、ついつい八つ当たりをしてしまいがち。しかし、最後の最後まで味方になってくれるのもそういった身近な人たちです。八つ当たりは百害あって一利なし。

八つ当たりをしそうになったら、132ページで紹介した「捉え直し」のような理性的な対処方法や、128ページの「10秒待つ」、130ページの「左拳を握る」のような対処法で、しっかり**アンガーマネジメント**をしましょう。

「八つ当たり」で怒りが長続きしてしまう理由

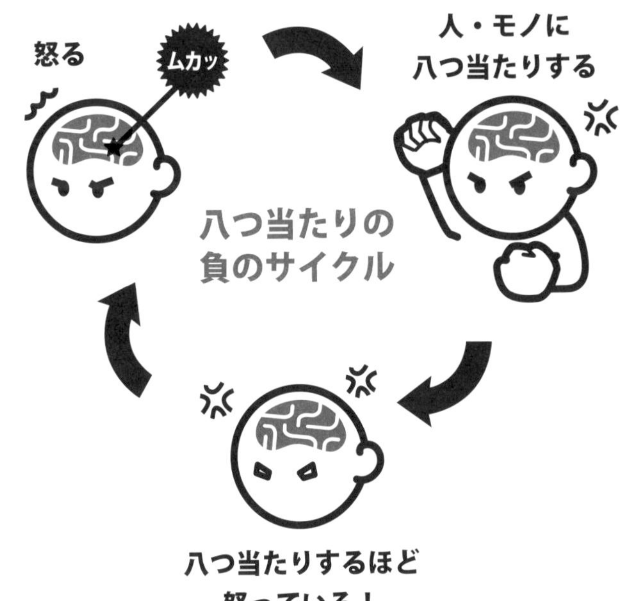

八つ当たりしそうになったときはすぐ、
八つ当たりがいかに悪影響を及ぼすかを思い出す。

嫌なことがあったらSNSでつぶやく

効果：落ち込み

—北京航空航天大学　ファンらの研究—

● SNSでつぶやくことは即効性の高い気分回復法

ネガティブな感情をSNSで吐き出すと、気持ちが楽になるという研究結果があります。

北京航空航天大学のファンらが中国・アメリカ・オランダの研究者と共同で､7万4487人のツイッターユーザーを対象に行った調査によると、ポジティブな気分のときに自分の気分に関してつぶやくと、1時間ほどポジティブな気分が続き、その後、通常の気分に戻ることが判明しました。

一方、ネガティブな気分のときに自分の気分に関してつぶやいた後は、10分ほどで通常の気分に戻り、それが1.5時間程度続くことがわかりました。

つぶやくだけでポジティブな感情は上昇し、ネガティブな感情が減少するため、即効性の高い気分回復法と言えるでしょう。

●ソーシャルメディアを長時間使うほどうつ傾向が高まる

ただし、**SNSなどのソーシャルメディアは、長い時間利用する人ほど精神的に不健康な傾向がある**こともわかっています。

ユニバーシティ・カレッジ・ロンドンのケリーらの研究によると、若者1万人以上（平均14.3才）を対象に行った調査では、ソーシャルメディアの利用時間が長い人ほどうつになる傾向が見られ、とくに男性よりも女性のほうがその傾向は強かったのです。

●悪口を言う人ほど、寿命が短くなる

また、ネガティブな気持ちから回復するためにつぶやく際も、他人の悪口を言ったり、批判ばかりをするのはあまり好ましくないという研究

結果もあります。

東フィンランド大学のネウヴォネンらが行った、622人を対象にした認知症の分析、および1146人を対象にした寿命の長さの分析は、非常に示唆に富んでいます。

高齢になると、他者に対して不信感を抱く傾向がある人ほど、認知症のリスクが約3倍も高いということがわかったというのです。

何かと斜に構え、ネガティブなことばかり考えていると、心がすり減り、体に悪い影響を与えかねないというわけです。

ツイッターをはじめSNSでつぶやくことは決して悪いことではありません。ですが、節度を守って、好き勝手にネガティブな言葉を発散しないように努めることが、正しい気分回復につながると言えるでしょう。

気分を左右させる諸刃の剣「SNS」は効果的に使う

「やなこと
あったー」…と
あ、あいつこんな
こと書いて…
あ、あいつも…
ダラダラ
もやもや
ムカつく！
悪口書いてやる！
イライラ
スッキリ！
ゲッソリ…
寿命が縮む！

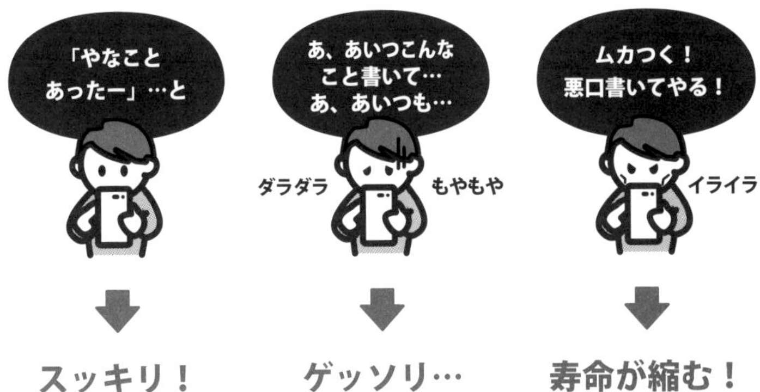

**SNSは使用しても長時間使用しない、
他人を攻撃しない。**

SNSは使うなら1日30分にする

効果：孤独感／うつ／不安

―ペンシルバニア大学　ハントらの研究―

●1日30分程度のSNS使用で孤独感やうつが抑制される

何かと悪い面ばかり強調されがちなSNSの利用ですが、180ページの「嫌なことがあったらSNSでつぶやく」でも触れたように、SNSにも良い面があります。じつは、SNSは使用時間によって効果が変わり、**1日30分程度であれば、孤独感の解消やうつを抑制する働きがある**ことが、ペンシルバニア大学のハントらの研究で明らかになっています。

ハントらの実験では、143人の学生を対象にランダムに彼らを次の2つのグループに分け、それぞれ3週間にわたって調査しました。

グループ1 フェイスブック、インスタグラム、スナップチャットといったSNSの使用を1日10分間に限定したグループ

グループ2 SNSの使用をいつも通り制限なく利用したいときに利用したグループ

その結果、**グループ1** は **グループ2** に比べて、**孤独感やうつ、不安を抑制する大きな効果が見られ、さらにどちらのグループにも共通して、「取り残される」といった不安が解消される**ことが示されたというのです。

長時間の利用はあまり良い効果をもたらさないようで、**1日30分程度に抑制するケースが、もっとも心に幸福感や安心感を与える**と付言しています。

●昔の恋人のSNSをチェックすると不幸になる

また、オハイオ州立大学のフォックスとハワイ大学のトクナガの研究によれば、**「過去の恋人のSNSをチェックする人は、人として成長でき**

ない」という傾向があるようです。

過去1年以内に失恋をし、自分も元恋人もフェイスブックに登録している大学生431人を対象に「相手との親密度」「代わりの異性を求めているか」「元恋人の情報を見る頻度」などの質問をしたところ、**元恋人の近況や交友関係を見ている大学生ほど、恨みや未練の気持ちが捨てきれず、新しい友人や趣味をつくっていない**ことがわかりました。

つまり、人間的成長が一時的にストップしてしまうことがわかったのです。

だらだらと見続けてしまったり、過去にとらわれたりすると、SNSはかえって心に不健康をもたらすだけです。深入りせず、適度に距離をとりながら利用するようにしてください。

SNSのいい使い方、ダメな使い方

1日30分と決めて
SNSを使う
30分
OK!

だらだら使う
昔の恋人のSNSチェック
あ、こんなこと
してる(怒)!
NG!

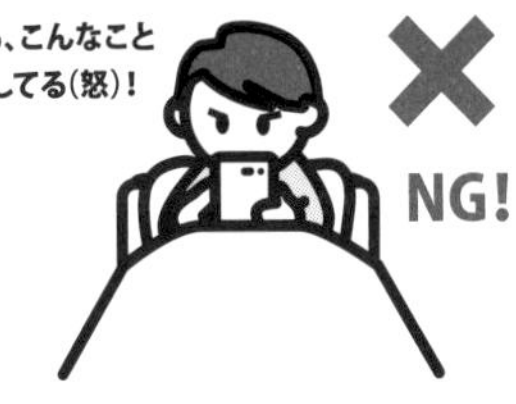

SNSは使うなら1日30分程度。間違っても昔の恋人のSNSをチェックしてはいけない。

家族や恋人とはSNSでつながらない

効果：嫉妬心／欲望／うつ

―ゲルフ大学　ムースらの研究―

●フェイスブックが“嫉妬誘発装置”であるワケ

日常には、思わぬところにストレスへとつながる罠が潜んでいます。

本書でもたびたび触れているSNSとのつき合い方は最たる例で、カナダのゲルフ大学のムースらは、**「家族や恋人のSNSをチェックするほどジェラシーが高まりやすい」**という研究結果を発表しています。

フェイスブックを利用している独身、カップル、既婚者といったさまざまな男女308人を対象に、家族や友人に対しても嫉妬を感じるかどうか調査したところ、とくに女性にその傾向が強いことがわかったそうです。

また、70パーセントを超える多くの人が、過去に性的な関係をもった異性や好意を抱いていた異性を、いまも「友人」として登録していました。

つまり、**フェイスブックを開くことそのものが、ジェラシーを誘発する装置**となり、よほど良好な関係ではない限り、嫉妬心が発動してしまう可能性が示唆されたのです。

●ヘビーユーザーほど羨望を抱きやすい

また、南洋理工大学のタンドックJr.らの736人の大学生を対象にした研究では、フェイスブックの**ヘビーユーザーになればなるほど羨望を抱きがち**だということを明らかにしています。

この研究では、ヘビーユーザーほど交友ネットワークも広く、接する情報も多いため、他人と比較する機会が増え、羨望を抱きやすくなると分析しています。

また、**「他人の動向を見回るようなフェイスブックの使い方をしている人は羨望を抱きやすく、またそれがうつを引き起こすきっかけになり**

やすい」という分析結果も出ています。

●うつを引き起こすきっかけになりやすい

フェイスブックは、その利用特性として、あまりネガティブな情報は投稿されず、成功体験やポジティブな人間関係など、羨みを抱きやすい情報が投稿されがちで、閲覧者はそういう情報ばかりを目にしがちなのも、うつを引き起こす一因だとしています。

たしかに、恋人や同じ屋根の下で暮らしている家族が、外でとても楽しそうにしているのをフェイスブック上で目にしたら、心穏やかでなくなるのもわかりますよね。

君子危うきに近寄らず。恋人や家族とはフェイスブックではつながらないか、つながってもあまり見ないようにする。

また、誰が見ているかわかりませんから、自分の投稿内容にも気を使ったほうが良さそうです。

SNSがうつを引き起こすきっかけになりかねない理由

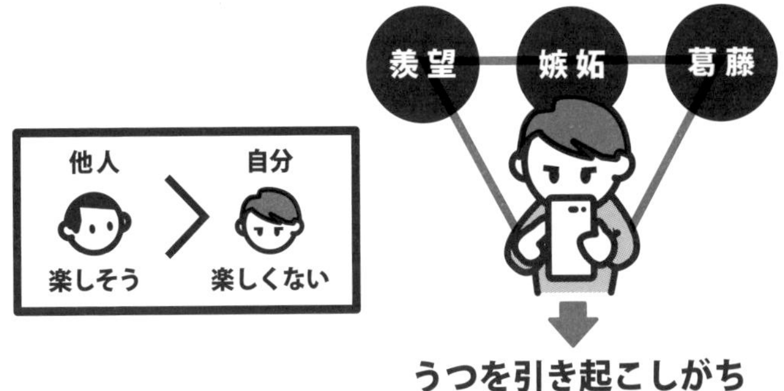

家族、パートナー、恋人とはフェイスブックでつながらない。つながってもあまり見ないような工夫を。

共感トレーニングをする

効果：共感力／優しさ／寛容さ

—チューリッヒ大学　シンガーらの研究—

●共感力はトレーニングで高められる

共感力に乏しく、まわりから浮いてしまう。うまく溶け込めずに悩んでしまう人にこそ実践してほしいのが、チューリッヒ大学のシンガーらのトレーニングです。

彼らは、**「大人になってもトレーニング次第で、“優しさ”や“寛容さ”は育つ」ということを研究によって証明**しています。

シンガーらが行ったトレーニングとは、次のようなものでした。

①共感トレーニング

自分自身のつらい体験を思い出し、続いて親しい人が苦しんでいるのを思い浮かべ、「私はあなたの苦しみを分かち合います」「私はあなたの苦しみがわかります」といった文章を唱えながら共感力を育てる。その気持ちを知り合い→見知らぬ人というように広げる。

②同情トレーニング

自分自身のつらい体験を思い出し、それを「守られますように」「私は大丈夫」のような言葉を使って、温かさや思いやりの気持ちと結びつける。その気持ちを親しい人→知り合い→見知らぬ人というように広げていく。

そして、これらのトレーニングを受けたあと、「日常のシーン」と「誰かがつらい思いをしているシーン」のビデオを見せ、脳の反応を調べました。

すると、**①共感トレーニング** と **②同情トレーニング** の**トレーニングを受けた人は、受けていない人よりも強い同情心や共感を抱けるようになっていた**のです。また、**②同情トレーニング** を受けたあとは、つ

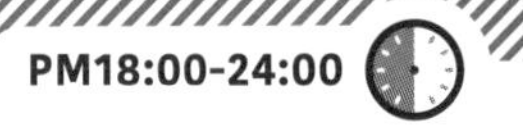

らいシーンのビデオを見ても、ネガティブな影響が減ることが判明したといいます。そのうえ、これらのトレーニングを受けた被験者たちは、その後、他者を助ける行動をとるようにさえなりました。

●トレーニングで人の気持ちがわかるようになる

人に共感できない、さまざまな境遇の人に思いを寄せることがふだんからできない、想像力がない、という人は、シンガーのトレーニング方法をぜひとり入れてみてください。

親でも親友でも恋人でも犬や猫でも、自分にとって大切な存在を思い浮かべて、その優しい気持ちを向ける対象を広げていく。

通勤電車でも、ランチ中でも、お風呂で湯舟につかりながらでもできます。毎日3分ほどでもいいので、ぜひこのイメージトレーニングを行ってみてはいかがでしょうか。

「共感トレーニング」の行い方

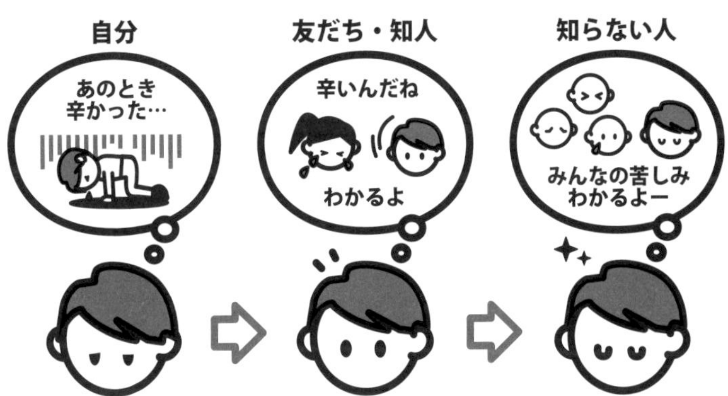

どんどん共感を広げていく

自分のつらい体験を思い出し、それを慰め、
その気持ちを広げていくトレーニングで共感力を高める。

小説を読む

効果：共感力／人間関係

—ニュースクール大学　キッドとカスタノの研究—

●小説を読んだら共感力が上がった！

人間関係の問題というのは、自分と相手の理想や価値観のギャップから生じることが大半です。

自分の価値観とは異なる他人の価値観に接しても、それをリスペクトし、受け入れる心があればイライラは募らないもの。

では、どうすればそういう心を養うことができるのでしょうか？　参考になる次のような実験があります。

ニュースクール大学のキッドとカスタノの研究によると、86人の被験者を2つに分け、まず片方には短いフィクションの物語を、もう一方には短いノンフィクションの物語を読んでもらいました。

そしてそのあとそれぞれのグループに、他者を理解する**「心の理論」**と呼ばれる理論にしたがった、相手の表情から感情を読みとるテストを受けてもらいました。

すると、**フィクションの物語を読んだ被験者のほうが、ノンフィクションの物語を読んだ被験者よりも正解率が高かった**のです。

●文学作品を読めば、人の心を理解できるようになる

また実験では、114人を対象に文学作品と大衆小説を読んだ場合を比較しました。

すると、文学作品を読んだほうが、何も読まない、あるいは大衆小説を読んだ人よりも僅かながら点数が高いという結果になりました。

さらには、72人を対象とした文学作品か大衆小説を読んだ場合の比較では、**物語の登場人物の考えや感情を理解するテストにおいて、文学作品を読んだ被験者のほうが、登場人物の考えや感情を顕著に正確に捉えられていました。**

ちなみに、文学作品が嫌いな被験者でも好結果を得ていました。

●物語に感情移入することは、人の心を理解することにつながる

文学作品は、登場人物の状況や心理的背景がしっかり描かれている作品がほとんどですから、それらを読むことで感情移入したり、他人の人生への共感や理解につながったというわけです。

世の中にはいろいろな考え、価値観の人がいて、それを理解し、尊重することが最終的には自分の心を守ることになります。

また、「共感力」は AI に負けない人間らしい能力としても注目されています。

実際に出会える人物には限りがありますが、文学作品ならいくらでもアクセス可能です。ぜひ、文学作品のなかでいろいろな人の考え方や世界観に触れてみてはいかがでしょうか。

小説を読んで共感力を高める

文学作品を読めば

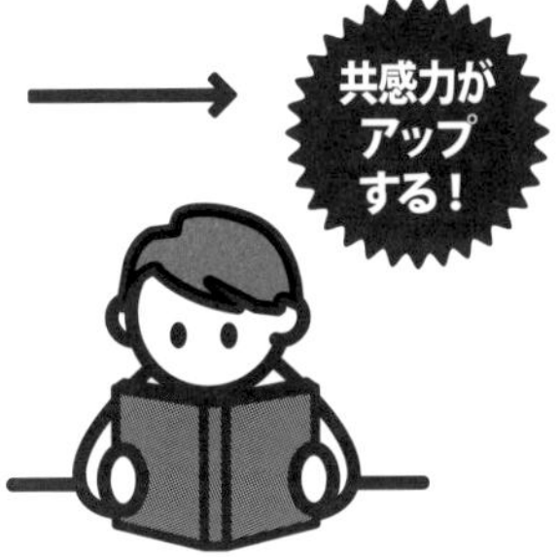

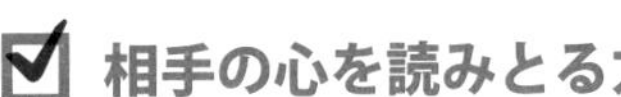

- ☑ 相手の心を読みとる力
- ☑ 相手の価値観を認める力
- ☑ 相手の痛みがわかる力

人に共感できない、人の心がわからないという人は、文学作品を読むことから始めてみる。

不安を書き出す

効果：不安／免疫力

—南メソジスト大学　ペネベーカーらの研究—

●不安を書き出したら長期的に精神が安定した！

不安の解消法として、**「あえて不安を紙に書き出すと効果的」**という南メソジスト大学のペネベーカーらの研究があります。

ペネベーカーらの実験では、50人の被験者（女性36人、男性14人）に対して行われ、10分間の安静のあと、血圧、心拍数、皮膚コンダクタンス（皮膚の電気）を計り、血液を採取し、質問に回答させ、その後、男女比が同じになるようにして次の2つのグループに被験者たちを分けました。

グループ1 1日15分、4日間に渡って、人生でもっともトラウマ的で悩みの種となるような出来事を書いてもらうグループ

グループ2 その日にしたことや履いていた靴などの普通のトピックについて1日20分間ずつ書いてもらうグループ

そして、4日目が過ぎたあと、再び血圧、心拍数、皮膚コンダクタンスを計り、採血をし、さらにその6週間後、再び採血をしました。そのあとも、フォローアップの調査として、メールで質問項目を送るなどして回答してもらいました。

結果、ネガティブなことを書いたグループは、実験直後こそネガティブな感情や頭痛や動悸や筋肉の緊張などの身体的な問題が生じる傾向があったものの、**長期的には免疫の改善、精神的な苦痛の改善、診療センターへの訪問回数の減少、自律神経の改善などさまざまな点で利点が見られたのです**。

●不安を書き出すとワーキングメモリが改善する！

さらに、こんな実験もあります。

ノースカロライナ州立大学のクラインと北テキサス大学のボールズらは、35人の新入生に「大学に入った気持ちや感想」を毎日20分間2週間にわたって書きつづってもらい、一方で、36人の新入生には「大学とは関係ない普通のトピック」を書いてもらうという研究を行いました。

7週間後、前者は後者に比べ、メンタル部分の改善だけでなく、**「ワーキングメモリ」**の大幅な改善も見られたというのです。

また、彼らの別の実験では、**ネガティブな体験を書いてもらった34人のグループは、ポジティブな体験を書いてもらった33人のグループ、普通のトピックを書いてもらった34人のグループよりもワーキングメモリが改善し、余計なことを考えなくなった**といいます。

余計なことを考えなくなったため、ワーキングメモリが改善される――。不安を書き出すことは、不安を抑え、パフォーマンスの向上にもつながるのです。

不安を書き出すと脳から不安がとり除かれる

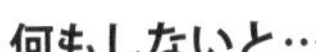

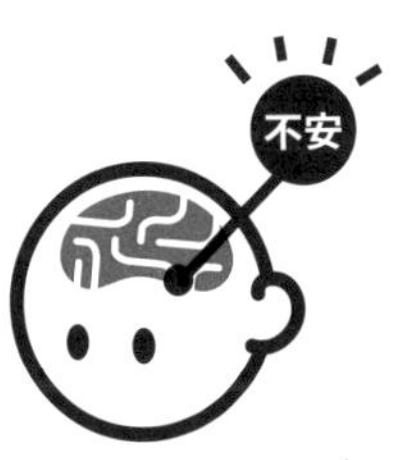

何もしないと…

不安

大脳辺縁系でわく不安

書き出すと…

えーっと
不安なのは…

前頭葉を使う

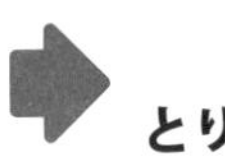

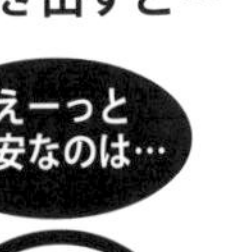

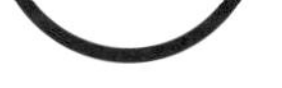

不安がとり除かれる！

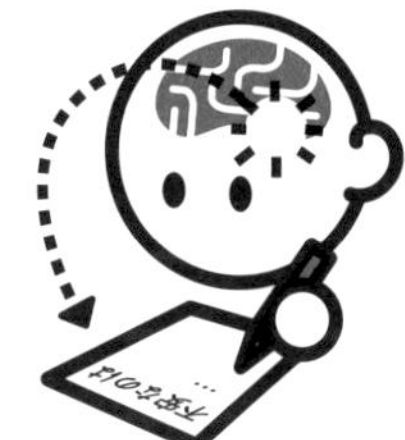

不安を感じたら、不安を考えないようにするのではなく、あえて紙に書き出す。

ネガティブな感情を認める

効果：創造力／幸福感

—ポンペウ・ファブラ大学　クオイドバックらの研究—

●さまざまな感情を感じられる人のほうが、幸福度が高い

“幸せを感じるために必要なこと”、それはネガティブな感情を受け入れることと言われています。

ポンペウ・ファブラ大学のクオイドバックらの研究チームは、3万7000人を対象に、「喜び」「畏敬」「希望」「感謝」「愛」「自尊心」などの9つのポジティブな感情と、「怒り」「悲しみ」「恐れ」「嫌悪」「罪悪感」「不安」などの9つのネガティブな感情を、それぞれどれくらいの頻度で経験するかを答えてもらい、それらの多様な感情の広がりを調べました。

そして、**感じる感情が多様であるほうが、つまり、さまざまな感情が湧き上がるほうが、精神衛生的にも健康で、幸福度が高いという結果が判明した**そうです。

幸せなことだけを経験するのが幸せなのではなく、酸いも甘いもすべてを経験し、あるがままを受け入れることが究極の幸せにつながるというわけです。

●ネガティブな感情は創造性を高める

「ホールネス（全体性）」という言葉があります。

これはジョージメイソン大学のカシュダンとポートランド州立大学のディーナーが提唱する幸せの考え方で、ネガティブな感情の有益性を強調しています。

彼らの研究によれば、ネガティブな感情とポジティブな感情、双方を経験した人たちの出したアイデアと、ずっとポジティブだったと答えた人たちの出したアイデアを比較したところ、前者のほうが10パーセントほど創造性において優れている結果が出たそうです。

研究では、**約80パーセントの時間はポジティビティを感じ、残りの20パーセントの時間はネガティビティを有益に使える人こそ望ましい**と指摘しています。

ネガティブを受け入れるからこそ、より幸福感や創造性が得られるというのです。

●喜びだけを追求しても幸福感は続かない

ノーベル経済学賞を受賞したカーネマン博士は、幸せの感情には「満足感」「性格的特徴」「感情」「感動や興奮」の4つの領域があると語っています。

「人生には満足していないけど、ゆっくりお風呂に入って幸せな気分になる」という幸せもあるはずです。

カーネマン博士は、**「喜びの追求は、一時的に幸せになるけれども、全般的な幸福感を長時間維持するうえでは効果がない」**とも唱えています。

幸せをめぐる要素で重要なことは、じつはネガティブな感情なのです。

真の幸せとは幸運も不運も、どちらも受け入れること。

ですから、ネガティブな感情やネガティブな体験に目を背ける必要はありません。

そのネガティブこそ、幸せを形づくる要素だと考えてみてはいかがでしょうか。

ネガティブな感情やネガティブな経験から
目を反らせるのではなく、受け入れて幸せの糧にする。

精神を病むのは仕方がないと考える

効果：うつ

—デューク大学　シェーファーらの研究—

●人間のほとんどが、一生のうち少なくとも一度は精神を病む

人生思ったようにいかず、気分が滅入る。

他人は他人と割り切って考えても、どうしても気になってしまう。何をやるにも、不安や心配、怒りのストレスに悩まされてしまう。

「どうして自分はダメなんだろう」「なんでみんなのように明るく過ごせないんだろう」、そう考えてしまうときが、あなたにもあるかもしれません。

でもそう考えるのはあなただけではありません。

アメリカのデューク大学のシェーファーらは、**「人間のほとんどが、一生のうち一度は精神を病む」**と唱えているのです。

●精神を病んだことのない人に共通している2つのこと

約1000人を対象としたこの調査によると、生まれてから中年期に至るまでの精神面での健康を追跡し記録していったところ、**83パーセントが「何らかの精神的な問題を抱えた経験がある」と回答**したといいます。

では、何らかの精神的な問題を抱えた経験がない17パーセント未満の人たちとはどんな人たちなのでしょう？

つい、お金をたくさんもっている、高い知性をもっている……といったことを想像しがちですが、そういうことは関係なく、それらの人たちに共通している点は次の2つでした。

1つは、精神疾患を経験したことのある家族がほとんどいないという点。もう1つは、当人のもともとの性格で、たとえば、幼少期に自己統制に長けていたり、多くの友人に囲まれていたという点でした。

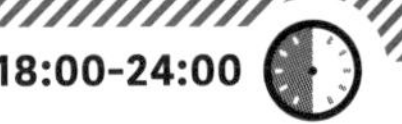

●精神を病むのは、風邪をひくのと同じようなこと

ほとんどの人間が精神を病むのですから、重く考えなくてもいいのです。むしろ、日本が心の病を骨折や風邪などと同じように扱う成熟した社会になることが重要です。

じつは、リンネ大学のヤングビストらが行った研究では、「精神を病んでいる人に、毎月50ユーロ（約6500円）を9ヵ月間"投与"したところ、不安やうつ症状が減り、人間関係や生活の質が向上した」という研究結果も出ています。

現代社会は、**心の闇と貧困や格差が密接につながっている**証左とも言えるでしょう。

大金は必要ではなく、心にゆとりをもたらす程度のお金でいいのだとしたら、社会ができることはたくさんあるはず。決して、対岸の火事ではないのですから。

精神を病んだことのない17パーセントの人の共通点

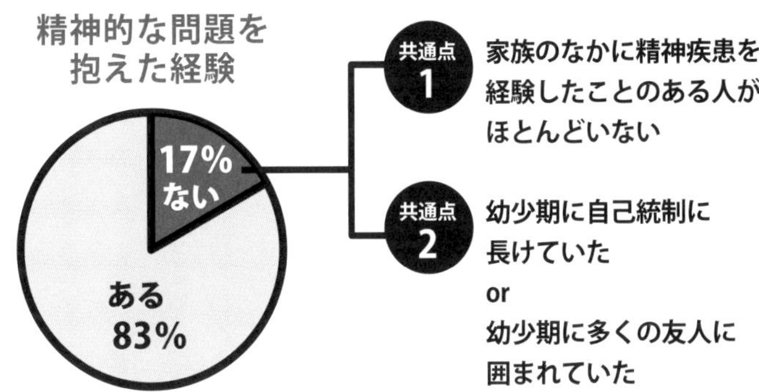

精神を病んでしまうのは心の風邪と考える。
貧困とうつに悩む人に社会貢献してみる。

他人と比較しない

効果：不安／幸福感

—テルアビブ大学　アラドら研究—

●なぜ人は、他人と自分を比較してしまうのか？

人はついつい自分を誰かと比較してしまいます。

自分の状況より悪い人を見て安心したり、逆に自分より良い状況の人を見てうらやんだり、嫉妬したりしてストレスを抱え込んでいきます。

「自分は自分。他人は他人。比較する必要などないし、しても意味がない」と頭ではわかってはいるものの、なかなか割り切れないもの。

では、なぜ人は他人と比較をしてしまうのでしょうか。

スタンフォード大学のフェスティンガーによる**「社会的比較」**という理論があります。

人は正しく自己評価するために誰かと比べたがるという理論です。

人は生きていくうえで、自分自身、そして自分の置かれた状況や環境をよく知っていることが必要だからです。

●自分と他人を比較すると幸福度が下がるだけ

テルアビブ大学のアラドらが次のような実験を行っています。

ふだんはフェイスブックの使用が禁止されている情報セキュリティー会社の社員 144 人を対象にした実験です。

実験では、彼らにフェイスブックを使ってもらい、「友人の投稿のポジティブ体験／ネガティブ体験の受け止め方」「閲覧頻度」「自分自身の体験」「比較の程度」「幸福度」「フェイスブックの使用状況」などを調査しました。

その結果、**若い社員ほど、フェイスブックを使用することで、「社会的比較」をする傾向があり、「社会的比較」を行うと幸福度が下がる**——という結果が明らかになりました。

その一方、「社会的比較」の「頻度」が幸福度を下げるわけではなく、

比較の「程度」が影響するということもわかったそうです。

●自分と他人を比較することは偏ったサンプリングでしかない

「社会的比較」は、ある意味、手軽なサンプリングと言えるでしょう。ただし、かなり偏ったサンプリングでもあります。

もし「社会的比較」で、きちんと自分の評価をしようとするなら、膨大な量のサンプル収集や調査を行わなければいけません。

隣の芝生を見るような安易な「社会的比較」は幸福度を下げるだけ。

誰かと自分を比較するのではなく、大きな視点をもって、自分の置かれた状況を考えることが大事なのです。

他人と比較することが無意味なワケ

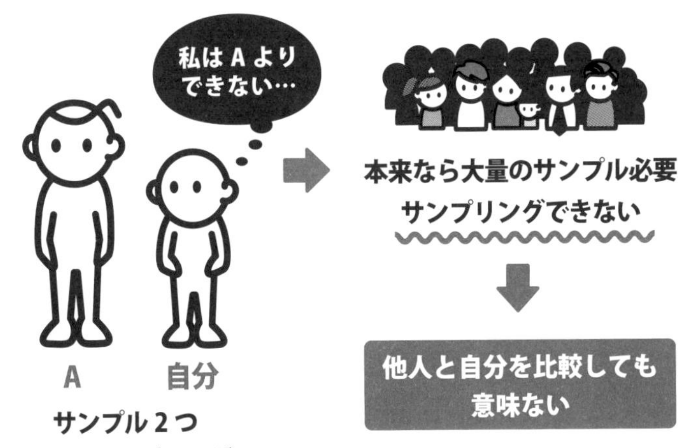

自分と他人を比較することは、偏ったサンプリングでしかない。広い視点で自分を見ることが大切。

何かを抱きしめる

効果：幸福感／不安

—国際電気通信基礎技術研究所（ATR）　スミオカらの研究—

●家族、恋人、パートナーのハグでオキシトシンが増加

家族や恋人、パートナーに抱きしめられると安心感を覚えますよね。これは、科学的にもきちんとエビデンスが存在するのです。

南カリフォルニア大学のライトらの研究で、「カップルの相手からの頻繁なハグで**オキシトシン**が増加する」ことが判明しています。

同様に、ブリガムヤング大学のホルト・ランスタッドらの研究でも、**パートナー間でスキンシップを増やすとオキシトシンも増加する**ことがわかっています。

●ハグをしたら風邪をひきにくくなる

また、カーネギーメロン大学のコーヘンの研究では、406人の健康な成人に、各自2週間にわたって毎日の活動の内容やハグの有無、人間関係のトラブルがあったかなどをインタビューし、そのうえで被験者を人為的に風邪のウイルスにさらし、病気への耐性がどれだけあるかを調べました。

その結果、人間関係のトラブルの有無は、罹患リスクと無関係だったのですが、**ハグをした人は罹患リスクが減少している**ことがわかったのです。

加えて、隔離された被験者たちが、その後の4週間でインフルエンザの症状を発症するかどうかを調査したところ、**「頻繁にハグ」をしていたオキシトシンレベルの高い被験者たちは、重度の症状には至らなかった**というのです。

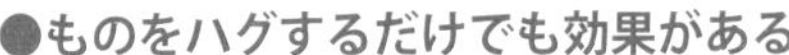

●ものをハグするだけでも効果がある

ハグから大きな効果が得られることは、想像に難くないと思うのですが、驚くことに自分１人でもできる“ものへのハグ”にも効果があるといいます。

国際電気通信基礎技術研究所（ATR）のスミオカらの研究によると、離れたところにいる見知らぬ相手と電話で話す際に、たとえば「抱き枕」ような**“ハグできるもの”をハグしながら話すと、ストレスホルモンであるコルチゾールの値が低下し、幸せホルモンのオキシトシンが増加する**ことが観察されています。

気持ちを落ちつけたいときは、ぜひギュッと何かを抱きしめてみてはいかがでしょうか。

ものをハグするだけでオキシトシンが増加する

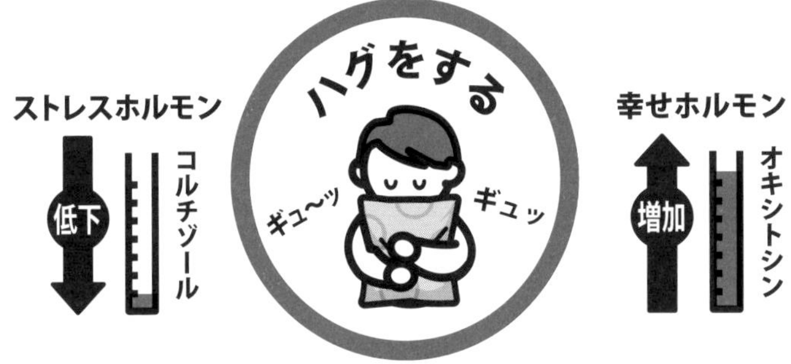

不安になったり、気持ちを落ち着けたいとき、クッションやぬいぐるみなどを抱きしめてみる。

なるべく許す

効果：後悔／心の負担／トラウマ

—トリニティ大学　ウォーレイスらの研究—

●人は許してくれない人に危害を加える

ふとしたことから仲たがいをしてしまい、その後連絡をとり合わなくなる。些細なことでひびが入ってしまい、ずっと心の重荷になってしまう。どちらかが先に謝ればいいだけだとわかっていても、なかなかそれができないものです。

「許すこと」の大切さを裏づけるトリニティ大学のウォーレイスらの研究があります。

実験では、153人の学生を対象に行われ、「自分に起こったことと捉えてお考えください」と注文をつけたうえで、以下のシナリオを読んでもらいました。

「あなたは大学生で、自分の目標を達成するためにのめり込みすぎてまわりが見えなくなってしまいました。傷つけるつもりはなかったのですが、結果的に大学の友人たちにかなりひどいことをしてしまいました。その後、友人たちに謝罪の手紙を送りました。その2週間後、それらの友人のうちの1人を選び、その人にどうしても再び危害を加えなければいけない事情ができてしまいました。その折、風の噂でほかの人はあなたのことを許さなかったけれど、ある友人だけは許してくれていたと聞きました。あなたは、許してくれた友人と許してくれなかった友人のどらちに危害を加えることを選びますか？」

読了後、被験者である学生たちに質問紙調査を行った結果、**86パーセントの人が、「自分のことを許してくれなかった人に再び危害を加える」ことを選んだ**そうです。

危害を加えた側も、自分の行いを被害者に許してもらえるなら、その被害者に対してだけは再び攻撃することを避ける傾向があるというのです。

●人は許してもらうことで、自分の行いを後悔する

また、ウォーレイスらの別の実験では、**被害者に許してもらうと、加害者が後悔する傾向が高くなる**こともわかりました。

人は、許すことができないから、時間だけが経過し心に影を落とす。しかも、許さないことで、お互いに敵意が募っていく可能性も高くなる。

好意的な態度の相手には好意的な態度で返し、非好意的な態度の相手には非好意的な態度で返す——返報性の原理が働くのです。

ですから、なるべく許せるときは許すこと。それが結果的には、自分にも相手にもいい方向に働きます。許すことは、心に負荷を負わせない秘訣なのです。

他人を許すことが結果的に自分にとっても良いワケ

許してくれなかった人に
再び危害を加える

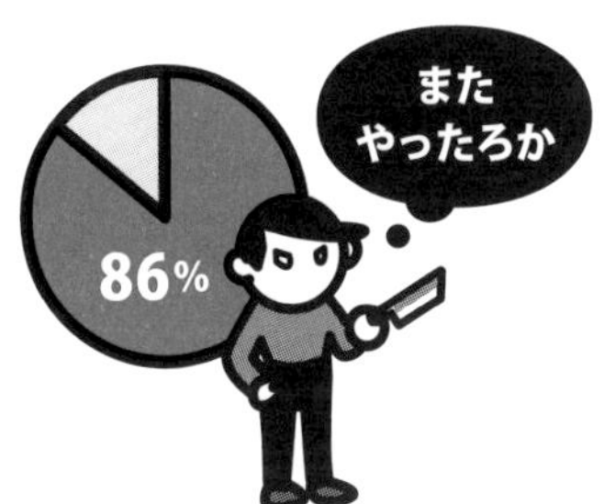

許してもらえると
加害者が後悔する
=
返報性の原理が働く

自分のために、相手のためにも、
過去の遺恨を残さないためにも、なるべく許してしまうこと。

感謝をする

効果：熟睡効果

―マンチェスター大学　ウッドらの研究―

●感謝の気持ちをもっている人ほど熟睡できる

ストレスと上手につき合っていくために、44ページであいさつの重要性に触れましたが、もう1つふだんの生活のなかで心がけたい必須の行いがあります。

それが感謝の気持ちです。じつは、**人生や生活において、感謝の気持ちを抱いている人ほど熟睡につながっていることが判明している**のです。

マンチェスター大学のウッドらは、18歳から68歳の男女401人を対象に、感謝の気持ちと睡眠、および性格に関する質問紙調査を行いました。

まず自身の人生や生活を振り返ってもらい、「たくさんの人に感謝している」「人生で感謝することがたくさんある」「人生で感謝することがあまりない」といった質問に対して、「非常にそう思う」から「全然そう思わない」までの7段階の評価で記入してもらいました。

そのうえで、「過去数日間に起こった楽しいこと」「世界で起こっている不穏なこと」など、就寝前に考えそうな60項目について、「まったくない」から「非常によくある」までの4段階で評価してもらいました。

そして、睡眠の質や時間、効率（ベッドに入ってから実際にどれくらい寝ているか）、眠りの深さ、昼間の活動への影響などをヒアリングし、感謝と睡眠にどのような関係があるかを調べたのです。

その結果、**感謝の気持ちがある人ほど、睡眠の質はもちろん、眠りの深さや効率、昼間の活動などに好影響がある**ことが判明しました。

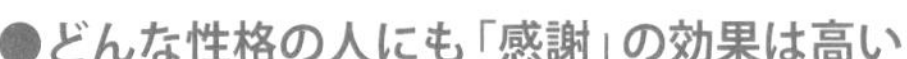

●どんな性格の人にも「感謝」の効果は高い

興味深いことに、この調査では神経症傾向、外向性、開放性、調和性、誠実性からなる、いわゆる「5因子モデル」と呼ばれる性格分析も行っていたのですが、性格分析による本人の性格と熟睡度とはあまり関係がないことが示されました。

つまり、**どんな性格のもち主であっても、内向的な人でも調和性が低い人でも、日ごろから感謝の気持ちを抱いている人は、良い睡眠をとれる**ことがわかったのです。

さらに、寝る直前にポジティブなことを考えてから眠りにつくと、睡眠の質が向上することも示唆されたといいます。これは206ページの北京師範大学の研究でも明らかになっています。

感謝は、良い睡眠をもたらし、日々の活力を生み出すエネルギーになるのです。

感謝の気持ちがもたらす良いサイクルとは？

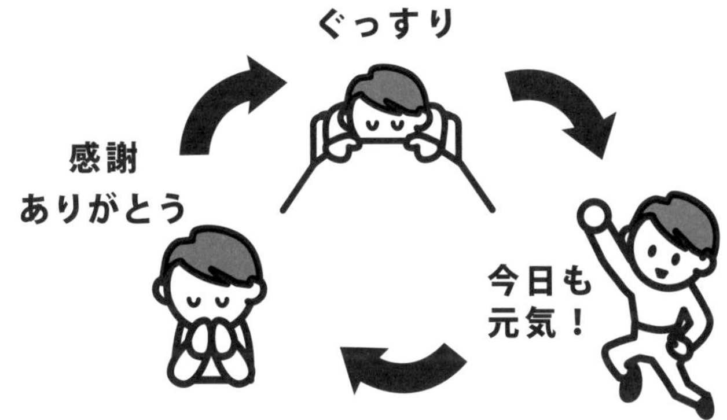

質のいい睡眠をとり、健やかに暮らすためにも、日ごろから感謝の気持ちをもつ。

徹夜はしない

効果：怒り／イライラ

―カリフォルニア大学バークレー校　ユーらの研究―

●睡眠不足で感情のコントロールができなくなる

睡眠不足による弊害は、ただイライラしたり、ネガティブな感情に陥るだけでは収まらない、というから厄介です。

カリフォルニア大学バークレー校のユーらの研究では、健康な若い被験者を集め、次の2つのグループに分け、翌朝、fMRIで脳のスキャンを行いました。

1 十分な睡眠をとってもらうグループ
2 1日中起きている徹夜グループ

その際、双方のグループにとくに感情をよび起こさないニュートラルな写真と、ネガティブな感情を抱くような写真を100枚見てもらい、ネガティブな刺激に脳がどのような反応を示すか調べました。

すると、**怒りの感情を生み出す扁桃体の反応は、2 の徹夜グループのほうが60パーセントも増幅されることが確認され、1 の十分睡眠をとったグループは、同じ写真を見た際に扁桃体の反応が抑制されていることがわかった**のです。

●睡眠不足であらゆるものがネガティブに見えてくる

同様に、ラクイラ大学のテンペスタらの実験では、次の2つのグループにわけて、ネガティブ・ポジティブ・ニュートラルな画像を見せて脳の反応を調べました。

1 5日間十分な睡眠をとったグループ
2 5日間毎日5時間のみ睡眠をとったグループ

すると、2 の5時間睡眠のグループは、ポジティブとニュートラルな画像についても、ネガティブに反応する傾向が見られました。しかも、注意力も低下しました。

●睡眠不足は、感情の乱高下を起こす

また、カリフォルニア大学バークレー校のグジャーらは、同様の画像を提示して脳の活動を観察する実験で、睡眠不足は、ネガティブな感情だけでなく、ポジティブな感情も増幅することを明らかにしています。

十分な睡眠をとり続けないと、感情が激しい振り子のようにネガティブにもポジティブになってしまうわけです。これでは躁うつのような状態になりかねません。

疲れているのに、変にテンションがあがってたり、いつもよりイライラするときは、睡眠不足をうたがいましょう。

間違っても徹夜はせず、十分な睡眠をとるようにしてください。

睡眠不足が感情を不安定にさせる

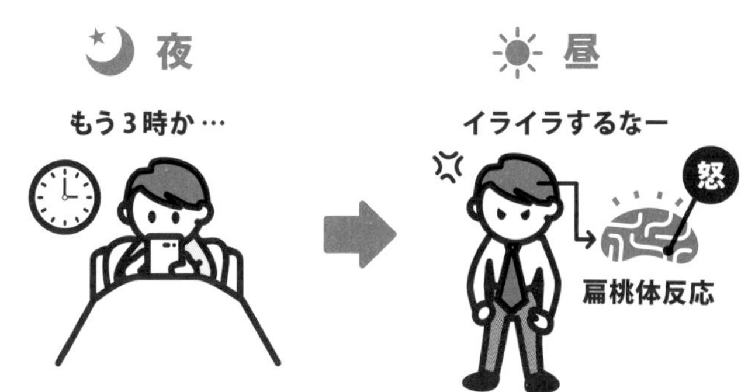

徹夜はしない。イライラしたり、感情が上下して安定しないときは、睡眠不足を疑ってみる。

嫌な気持ちのまま寝ない

効果：イライラ／怒り／憂うつ

—北京師範大学　リウらの研究—

●“ふて寝”はストレスを助長する！

“誰かとケンカしてしまった”“嫌なことを言われてしまった”——もう今日は“ふて寝”するしかない！　……なんて夜もあることでしょう。

陰うつとした気持ちも、眠りさえすれば、翌朝はやわらいでいるに違いない。そう思いたいところですが、じつは**“ふて寝”のようにマイナスの感情を抱えたまま眠ることは、さらなるストレスを生み出しかねない**のです。

●気分転換をしてから寝たら嫌な記憶が約60%減少！

北京師範大学のリウらの研究では、男性被験者73人を対象に3回にわたる睡眠にまつわる実験を行いました。

リウらは、被験者たちに動物の死骸や拳銃を向けられるシーンなど嫌悪感を覚える52枚の写真と、それに関連する男女の表情の写真を2日間にわたり見せて覚えさせ、次の4つのグループに分け、睡眠が記憶に与える影響を調査しました。

グループ1 写真を見終わった30分後に、嫌な写真のことをどれだけ覚えているかをテストしたグループ

グループ2 写真を見終わったあとに、そのまま睡眠をとり、翌日テストを行ったグループ

グループ3 写真を見終わったあとに、美女の写真を見せるなど気分転換を行い、その30分後に嫌な写真をどれだけ覚えているかをテストしたグループ

グループ4 グループ3と同様に気分転換を行ったあと、睡眠をとり、翌日テストを行ったグループ

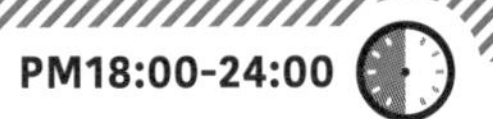

すると、グループ1 と グループ2 には差異は見られなかった一方、グループ3 と比べて グループ4 は、嫌な記憶が3分の1に減少していたことがわかったのでです。

寝ているあいだに記憶が定着するというのはよく知られていますが、嫌な記憶もしかり。ましてや、**嫌な記憶ほど残りやすい**ことも示されたわけですから、できるだけ楽しいことをしてから寝るのがいいというわけです。

ふて寝をすると、嫌な記憶はほぼそのまま残ってしまいます。ふて寝をしてしまいたいときほど、ふてくされずに楽しい気持ちになるようなことをしてからまぶたを閉じるようにしてください。

寝る直前の感情は寝ているあいだに記憶として定着する

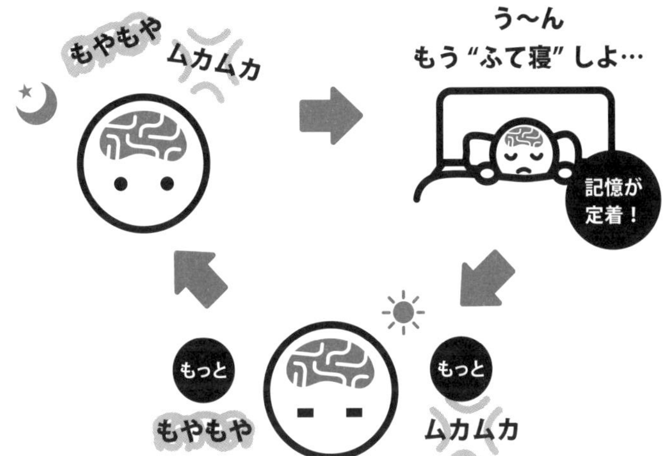

ふて寝してしまいたいときほど、
趣味やリラックスの時間をとって、明日に備える。

睡眠を 8 時間とる

効果：トラウマ／心の傷

―ラッシュ大学　カートライトの研究―

●トラウマの夢を見ると、トラウマを克服できる

「睡眠」は、トラウマを含めた心の傷を癒すために必要不可欠だと言われています。

ラッシュ大学のカートライトらは、離婚など精神的に落ち込んでしまう経験をしたことで、うつ傾向にある人たちが見る夢について研究をしています。

カートライトらは、約 1 年間にわたって 61 人の被験者たちがどんな夢を見るのかを記録し、調査しました。

夢の内容を分析し、起床時と同じ感情の夢を見たか、感情的なトラウマによってうつや不安が解消されたか、まだ残っているかなどを判断したというのです。

その結果、**トラウマになるような体験をした直後に、その体験の夢を見た人だけが、その後にうつ状態を脱し、心の問題を克服していることがわかった**そうです。

逆に、夢は見るものの、自身のつらい体験そのものの夢は見なかった人たちは、まだ克服できずうつ状態が続いていたというのです。

●レム睡眠には、心を癒す効果がある

カルフォルニア大学バークレー校で睡眠を研究しているウォーカーは、この報告を受け、**「レム睡眠が通常になれば PTSD の症状が緩和される」**ことを突き止めています。

睡眠には、浅い眠りの「レム睡眠」と、深い眠りの「ノンレム睡眠」があることは有名ですが、**ノンレム睡眠で情報を整理し、レム睡眠で情報を統合している**と言われています。

また、**レム睡眠は脳の調律を行い、感情を読みとる能力を育む**役割も

あります。

すなわち、**レム睡眠が十分でないとソーシャルスキルが損なわれ、うつ傾向から脱却しづらくなる**と提唱しています。

● 8時間睡眠をとれば、生活が豊かになる

では、どうすればレム睡眠を十分に確保することができるのか――。

その答えは、**「8時間以上の十分な睡眠をとる」**ことにつきます。

忙しいからといって、寝ないで頑張り続けることが、泥沼へと引きずり込むのです。

寝れるときに寝るといった“寝だめ”をする人もいると思いますが、ウォーカーは**“寝だめ”には効果がない**と断言しています。

全米の労働者の賃金を調べたところ、平均して睡眠時間が多い人ほど収入も多くなるという報告があるだけではなく、睡眠時間が足りないと、選挙での投票や慈善団体への寄付など、市民としての社会参与率が低下することも明らかになっています。

「仕事」に基準を置くのではなく、「睡眠」を基準に生活を考えてみる。

悪循環に悩まされている人は、睡眠第一の快眠生活に切り替えてみてはいかがでしょうか。

「ノンレム睡眠」と「レム睡眠」の役割

ノンレム睡眠

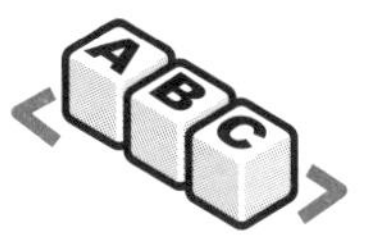

情報を整理する

レム睡眠

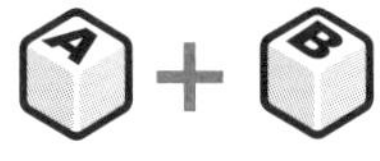

情報を統合する

トラウマやうつ傾向で心が安定しない人は、十分なレム睡眠を確保するために、8時間睡眠をとることを心掛ける。

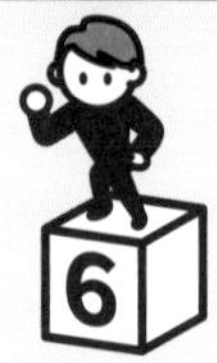

幸せをつかむために心がけるべき「PERMA」とは？

人生は長い。その全工程が幸せに包まれている人などいません。「山あり谷あり」とはよく言ったもので、平坦ではないからこそ喜びや悲しみが生まれます。192ページのように、ネガティブなことに目を向けることも大切です。

人によっては、遺伝子により〝慢性的に〟幸せレベルが決まっている可能性があるとも言われています。

たとえば、ストイックな家系で生まれ育った場合、あまり満足を覚えない人になるかもしれません。つまり人間の幸福感は、十人十色。生涯にわたって、幸福感には個体差があり、それぞれ一定していることが研究でも明らかになっています。隣の芝生を、過度に青く見なさないことも大事というわけです。

幸せはあなた自身の一部ですから、決して非現実的な目標を課したり、前向きな気持ちを維持しようとがんばりすぎてもいけません。

幸せに関しては研究者たちもいまだ論争の最中にいますが、Positive Emotion（感謝、愛情、希望など）、Engagement（関心を抱けるもの）、Relationships（家族、他者との関係性）、Meaning（人生、仕事の意義）、Accomplishment／Achievement（達成感）。これらの頭文字をとった「PERMA」を心がけると、あなたらしい幸せの形に近づけると言われています。

悲しいことも受け入れるからこそ、身近な幸せにも気がつける。幸せに近道はないですが、幸せになれる道はあるはずです。

CHAPTER

7

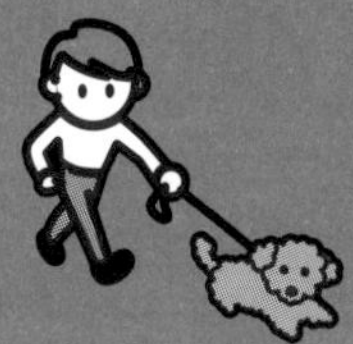

【休日】
癒しと活力を与える
科学的な方法

94-100

森林浴をする

効果：幸福感／健康

—ミシガン大学　ハンターらの研究—

● 1 週間 120 分の森林浴で幸福・健康になれる！

過去**1 週間に 2 時間以上、自然環境に触れた人は、そうでない人に比べ、健康状態や幸福感が良好になる**という研究結果があります。

エクセター大学のホワイトらは約 2 万人を対象に、「過去 1 週間のレクリエーション的な自然との接触」と「健康」と「幸福」との関連を調べました。

すると、自然との接触がなかった人と比べて、**自然に触れた時間が 120 分以上の人は、健康状態も良く、幸福感を感じる**ことが多く、とくに、高齢者や長期的な健康問題を抱える人々にはその傾向が顕著であることがわかりました。

ただし、230 分でピークに達し、それ以上は長くいればいるほど幸福感を感じるというわけではありませんでした。

●週 3 回 20 ～ 30 分自然に触れたらコルチゾールが減少！

また、2019 年に発表されたミシガン大学のハンターらの調査では、都会暮らしの 36 人の被験者に、8 週間にわたって週に最低 3 回 10 分以上、自然に触れる機会をつくって過ごしてもらいました。

場所は、被験者それぞれが「自然」と感じる場所を選んでもらい、そのうえで各被験者に調査期間中、4 回にわたって**コルチゾール**の分泌量（ストレス度合い）をチェックしました。

その結果、**20 ～ 30 分間、自然に触れるともっとも効果があることがわかり、ストレス値が 1 時間あたりで 28.1 パーセントも低下**したのです。また、30 分を超えてもストレスが下がる一方、下がるペースは鈍化することが示されました。

都会に暮らしている方は、森林浴を短時間でもかまわないので定期的に行うと、ストレスレスな暮らしに近づくというわけです。

●自然のなかに 3 日間いると問題解決能力が高まる！

面白いところでは、カンザス大学のアチリーらの研究に「自然のなかに 3 日間いると問題解決能力が高まる」という科学的証明があります。

実験では、彼と学生 22 人がユタ州の峡谷でキャンプをしたのですが、3 日間キャンプしながら歩き回ったグループとそうではないグループに分けました。

すると、前者のほうが**問題を解決する能力が 5 割も高まり、論理的に積み上げていく思考力や知的能力が向上した**というのです。自然が私たちにいい影響を与えることは、イメージだけではなく、科学的な根拠があるのです。

森林浴の効果を高める 3 つの方法

**1 週間で
トータル 120 分**
週末にキャンプ

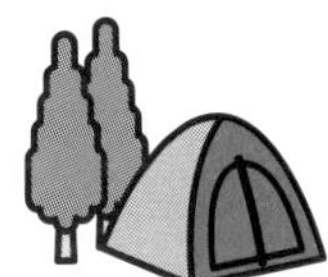

**1 日 20 分を
週 3 回**
お散歩

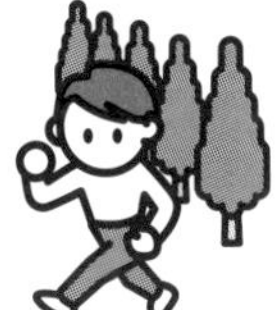

**自然のなかで
3 日間**
3 日間キャンプ

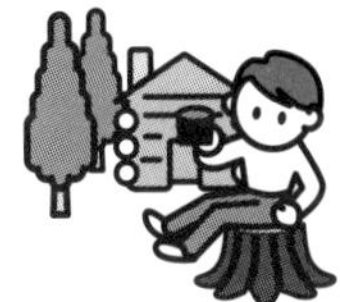

**日々の生活にストレスを感じたら、
自然を感じる場所へ足を運んでみる。**

ガーデニングをする

効果：リラックス効果

—千葉大学　池井らの研究—

●盆栽やビオトープがストレスを軽減させる

212 ページで森林浴の効果について触れましたが、なかなか緑があるところに出かけることができないという人もいるでしょう。

でも、心配しないでください。森林と同じような効果を自宅にいながら得ることができるのです。

興味深いことに、千葉大学の研究チームは、盆栽とビオトープにもストレスを軽減させる効果があることを報告しています。

ビオトープとは、ギリシア語の生命：ビオ（bio）＋場所：トープ（topos）を合わせた造語で、さまざまな生き物が共生している生息域や空間のことをいいます。とくに最近では、小さな鉢や池のなかで人工的に生態系をつくることを指したりします。

●副交感神経が働き、リラックス効果が高まる

千葉大学の研究チームは、うつ病患者、脊髄損傷患者、高齢リハビリ患者を対象として、盆栽とビオトープがどのような生理的リラックス効果をもたらすかを調べました。

研究チームの池井らは、男性うつ病患者 29 名を対象に、医療機関の外壁に小規模な滝と池などを施したビオトープを 4 分間眺めてもらいました。

すると、**リラックス効果が高まる副交感神経の活動が上昇し、ストレスを抱えたときに高まる交感神経の活動が抑制される**ことがわかったのです。

また、研究チームの宗らが行った脊髄損傷患者を対象とした実験では、1 分間盆栽を眺めてもらい、自律神経活動を計測しました。

すると、うつ病患者同様に、副交感神経の活動が上昇し、交感神経の

活動が抑制されたというのです。

脳活動が鎮静化することも示され、極めてリラックスしている状態にあることが示されました。

●ガーデニングはストレスを軽減し、うつ症状を改善させる

コロナウイルスなどの影響によって、外出を自粛し、家のなかで楽しめる趣味を見つける人も多くなりました。

家庭菜園やガーデニングは、その最たる例だと思いますが、じつは**ガーデニングにもストレスを軽減させる効果がある**ことが判明しています。

南東ノルウェー大学のゴンザレスらの研究によれば「ガーデニングに没頭することで心配事から気をそらすことができ、自身の問題に執着しなくなる傾向が高まる」と唱えています。

この実験では、**被験者に12週間にわたりガーデニングをしてもらったところ、うつ病の症状が改善され、ふさぎ込むことが減り、注意力が向上し、社会性が高まる**ことが明らかになりました。

●机の上にミニ観葉植物を置くだけでも効果的

もしデスクワークに追われ、ストレスを過剰に感じているのなら、机やテーブルの上に自然を感じられるミニ観葉植物やミニ盆栽を置いておくだけで、疲労を軽減してくれるはずです。

森林浴に出かける時間や状況にない場合は、目に見える範囲内に自然を感じられるものを用意すること。それだけでリラックス度は大きく変わってくるのです。

ビオトープやガーデニング、ミニ観葉植物やミニ盆栽で、家や会社にいながら緑のリラックス効果を得る。

週に１回５ついいことをする

効果：達成感／幸福感

―カリフォルニア大学　リュボミアスキーらの研究―

●いいことをどれくらいしたらストレスは緩和されるか

「一日一善」。素晴らしい先人の教えですが、アレンジを加えるとストレス減退に効果的ということをご存じでしょうか？

「週に１回、一日五善」、これぞ現代をストレスレスに生きる教えとなります。

カリフォルニア大学のルボミルスキーらは、「人は他人のために動くことでどんな変化が得られるか」という実験を行いました。

被験者に、"親切な行動を週に５回、６週間にわたって"行うように依頼。そのうえで、親切な行動のアプローチは、１日に５回でもいいし、３日間で５回でもいいし、１週間のうちに５回でもいい――「週に５回」さえ守ればその人に任せる形で行ってもらったのです。

内容は、お金の絡まないことなら何でもOK。ボランティアの清掃や献血など自分が親切だと思うものにとり組んでもらい、親切にする相手もまったく知らない他人から友人・知人まで制限はありません。

●もっとも効果的だったのが「週に１回、一日五善」

６週間後、**親切な行動をしてきた人と、とくに行わなかった人を比べると、前者のほうが、幸福度が高くなっている**という結果が出ました。

ただし、どのやり方でも同じ結果が出たわけではなく、実験では**「１週間のうち１日だけ、親切な行動をまとめて５回行う」アプローチがもっとも効果的**だったことが判明したのです。

なぜ一日一善ではダメなのでしょうか？

じつは、**毎日行ったり、たくさん行ったりすることは、脳にとって逆効果。ルーティンのようになってしまうと、脳が刺激を受けなくなってしまう**のです。これを脳の「**馴化**」といい、善いことをしてもそれが当たり前になってしまうことで、幸福感を得づらくなるというわけです。

あなたも、もし日々ストレスを感じているならば、週に1日「一日五善」の日をつくってみましょう。親切行動を1日にまとめて行うだけで、達成感も得られ、何よりふだんと異なる行為が脳を刺激してくれて、幸せ感を感じやすくなるはずです。

「週に1回、一日五善」で幸福感を感じるワケ

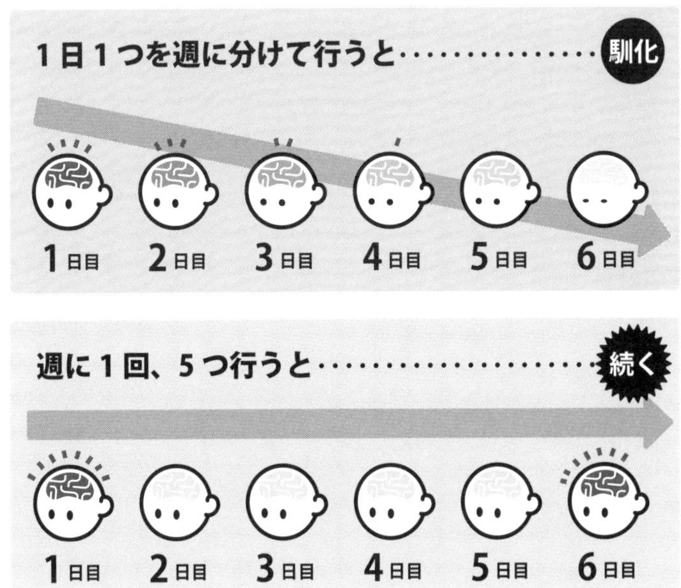

「週に1回、一日五善」で
他人にも自分にも幸福感を与える。

動物と触れ合う

効果：幸福感／憂うつ

—カロリンスカ研究所　ピーターソンらの研究—

●動物と触れ合えば、セロトニン、オキシトシンが増える

人間関係を形成することそのものにストレスを感じるという人にとって、**「動物と触れ合うことで“幸せホルモン”のセロトニンやオキシトシンが増える」という“ペットセラピー”**の研究は、心強い処方箋となるでしょう。

カロリンスカ研究所のピーターソンらは、10人の被験者に自分の飼い犬と60分間接してもらい、その前後、また途中で、被験者の血液からセロトニンや**コルチゾール**の反応を調査しました。

その結果、最初にオキシトシンが少なかった被験者ほど、犬に頻繁に触りたがり、触ったあとに大きな反応がありました。

ただ、残念なことに、触られる頻度が高いほど犬のほうのコルチゾール値が高くなる傾向がありました。つまり、人間は癒される一方、犬のストレスは上がっていたということです。

●動物のなかでもセラピー効果が高いのが「犬」

アメリカでは、動物と触れ合うことを「アニマル・アシステッド・アクティビティーズ（AAA）」「ペットセラピー」などと呼び、積極的にとり入れる医療現場も増えています。

ドイツでも、90パーセント以上の医療従事者が、動物がもたらす効果を認めているという調査結果もあるほどです。

なかでも、大きなセラピー効果をもたらす動物が犬と言われています。麻布大学の菊水らの研究では、**犬はオキシトシンの分泌を活発化させる**だけでなく、犬の健康のために朝と夕方の散歩が欠かせないことから、**屋外に出て日光を浴び、セロトニンの分泌量が増える**という利点も上げています。

犬を飼うことで、飼い主自身も規則正しい生活が身につき、セロトニンが出やすい環境がつくられていく点も長所と言えそうです。

●犬を連れてナンパしたら成功率が3倍になった！

最後に、ブルターニュ大学のゲーガンとシコッティーの研究を紹介しましょう。

異性に対して、犬を連れて歩いて声をかけたケースと、1人で声をかけたケースを比較したところ、前者のほうが、異性が自分の電話番号を教えてくれる成功率が高かったそうです。

なんと**犬を連れているケースは、3倍の確率で電話番号を教えてもらえた**のです。きっと、犬を連れていることで、"ワン"ダフルな人と思われて、警戒心も薄れたのでしょう。

動物と触れ合うほど幸福ホルモンが増える

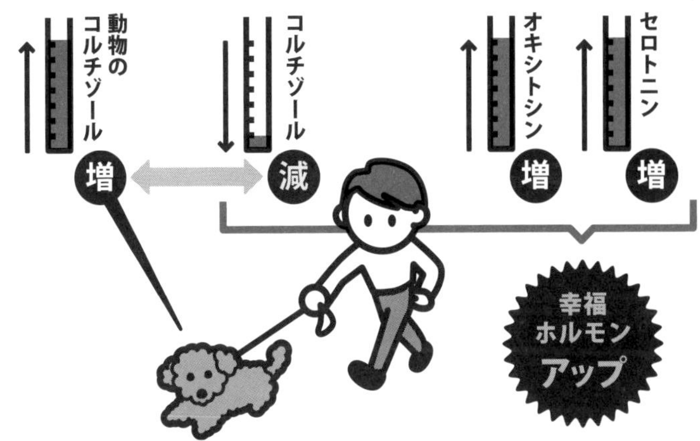

日々なんとなく憂うつ、生きづらいと感じたら、動物と触れ合う機会をもってみる。

交友関係を広げる

効果：がまん強さ／打たれ強さ／痛み

—オックスフォード大学　ジョンストンとダンバーの研究—

●交友関係が広いひとほど、がまん強く痛みに強い

「交友関係が広い人ほど痛みやがまんに強い」というオックスフォード大学のジョンストンとダンバーの研究があります。

実験では、鎮痛作用をもつ神経伝達物質**「エンドルフィン」**が、社会的なつながりやコミュニケーションによって、どれほど脳内で分泌が促進され、効果に変化が出るかを調べました。

ジョンストンとダンバーは、「友人が多い人ほどエンドルフィンも多く、痛みに強いのではないか」という仮説のもと、18～35歳の健康な男女107人を対象に実験をしました。

まず、①外向性、②調和性、③開放性、④勤勉性、⑤神経症傾向からなる「性格5因子」から大まかに個人の傾向を調査し、その後アンケートによって、メールやSNS、電話などの毎月、毎週の頻度、さらには連絡をとる友人の数や関係性、および交友関係を調べました。

そして、被験者らにいわゆる「空気イス」（イスに座るようにひざを90度に曲げたままの状態を維持する姿勢）をさせ、痛みやがまんにどれだけ耐えられるか時間を測定しました。

すると、**長くがまんできる人ほど交友関係が広い**傾向がわかりました。

●交友の"数"と"質"どちらが重要か

一方で、交友の"数"ではなく"質"を重視される人もいるでしょう。

京都大学の内田らは、人間関係の「型」は、人間関係を広く求める「開放型」の人と、既存の安定的な人間関係を維持しようとする「維持型」の人に分けられるとしました。

前者は交友の数が多いことが、後者はつきあいの質が、満足感と関連することを調査で明らかにしました。また、「開放型」の人のほうが人生への満足感が高かったそうです。

交友関係は不安やストレスを緩和してくれる一助となります。自分の可能性を広げたいなら、交友関係を広げ、がまん強さや他者への信頼度の向上を狙ってみるといいでしょう。

友だちが多い人ほど長時間、耐えられる

友だち多い
友だち少ない
ポツン
空気イス
がまんできる
空気イス
がまんできない

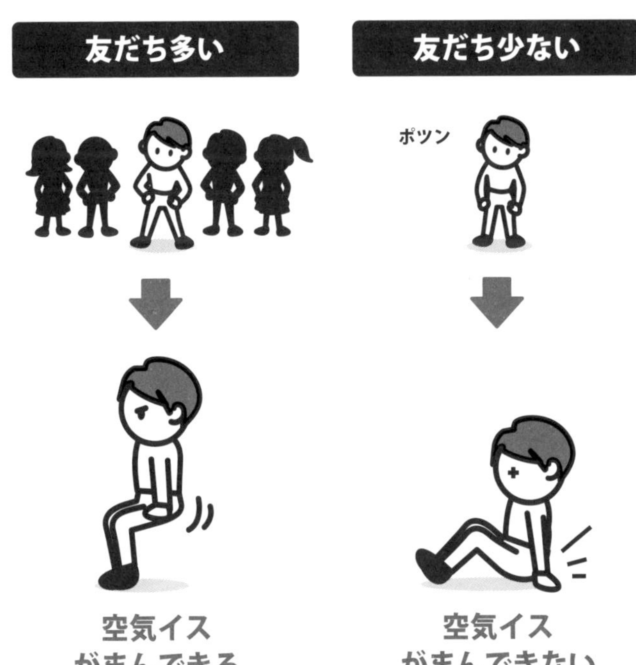

人生の満足度を上げるために、
交友関係を広げる努力をしてみる。

手をつなぐ

効果：共感力／痛み／絆

—コロラド大学　ゴールドスタインらの研究—

●手を触れ合えば、痛みが和らぐ

恋人やパートナーとギクシャクしてネガティブな感情になると、落ち着いて話をすることもままなりません。

どんどん悪い方向に事態は加速していき、お互いにストレスもマックスに。そんなときは、まず「手をつなぐ」ことを意識してみてください。

「手当て」という言葉は、「手を当てて治療することが語源」というまゆつばものの俗説がありますが、**手を触れ合うことが痛みを和らげるということは、科学的にも実証**されているのです。

コロラド大学のゴールドスタインらは、18 組の恋人同士の被験者に対して、次の 3 つの状況を比較して実験を行いました。

1 手をつなぐ
2 身体的接触なしで座る
3 別々の部屋にいてもらう

そのうえで、女性被験者だけに「120 秒間、腕に熱を与える」といった痛みを与えるパターンと、与えないパターンの条件を設定し、恋人 2 人の脳波を計測。アルファ波の同期や共感の程度、痛みの反応などを調べました。

その結果、**「痛みのあるなしにかかわらず、被験者同士が触れている場合は共感度が高くなり、触れているときは痛みを感じる度合いも弱くなっている」**ことが判明したのです。

そして、痛みのある状態で触れているときが、もっともお互いの共感が大きくなったそうです。

つまり、**愛する人と触れ合うことで痛みを分かち合い、痛みを軽減さ**

せることができるというわけです。

●パートナーとのギクシャクは手をつなぐだけで回避できる

人は、共感することで人とつながり、生きていく宿命を負った社会的動物です。

心がつながることで苦痛も軽減されるのですから、ギクシャクしてしまったときは、「手をつなぐ」こと。198ページで紹介したように、ブリガムヤング大学のホルト・ランスタッドらの研究によれば、恋人同士のスキンシップは**オキシトシン**を増加してくれます。オキシトシンは、柔和な感情をもたらし、ストレスを緩和するホルモンですから、手をつなぐことで、最悪の事態を回避できる可能性は高まるでしょう。

触れ合えば痛みを分かち合える。痛みが和らぐ。

A

痛みがない

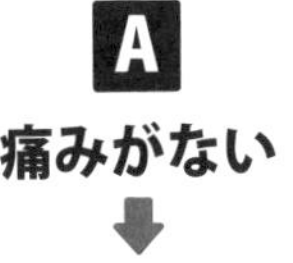

触れた場合

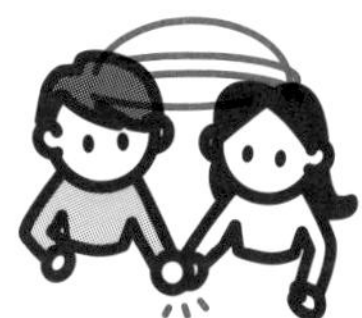

共感する

B

痛みがある

触れない場合

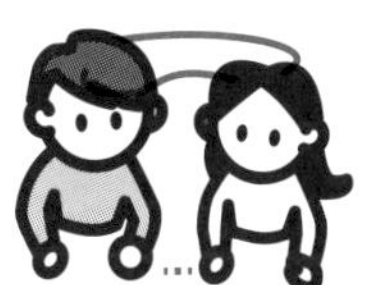

あまり共感しない

C

痛みがある

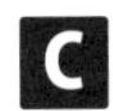

触れた場合

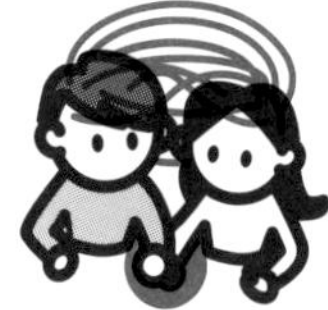

非常に共感する

家族、恋人、パートナーを勇気づけるために手をつなぐ。
ギクシャクしそうになったら、手をつないで回避する。

ハッピーな人とつき合う

効果：幸福感

―愛知医科大学　マツナガらの研究―

●幸せな友人の存在が幸福を高める

幸せそうにしている人とともに時間を過ごすと、幸せをおすそ分けできる。愛知医科大学のマツナガらは、「幸せな友人の存在が幸福を著しく高める」という興味深い研究結果を報告しています。

この調査では、被験者たちに、人生に起こりそうな出来事をいくつかあげ、それを経験したと想像してもらい、そのときに感じる幸福度を評価するように求めました。

その結果、**幸せな友人がいると、被験者の幸福度を著しく高めることがわかった**のです。たしかに、幸せな友人がまわりにいると想像すると、きっと自分も幸せになれる、自分は恵まれていると気持ちが向上してきます。

しかし、どうすれば幸せそうな友人に出会えるのか？　それがわかれば、人間は苦労しません。

●何が人を幸せにするのか？

じつは、ハーバード大学で1938年に開始された75年にもわたる「ハーバード成人発達研究」というプロジェクトのなかで、ハーバード卒の男性とボストン育ちの貧しい男性たちの2つのグループ（約700人）の生涯を追跡調査し、「何が人を幸せにするか？」ということ明らかにしました。

たとえば、幸せに関係すると思われがちな“頭の良さ”については、平均的とされるIQ110～115の男性（一般的に120以上が秀才扱いとされる）と、天才と位置づけられるIQ150以上の男性のあいだに、「収入の差はほどんどない」といった分析結果が出ました。

研究を30年以上指揮しているバイラントは、**老年期における幸福と**

健康、そして温かな人間関係の3つこそ「幸せ」に欠かせないファクターだと話しています。

そして、75年の研究結果に対して、シンプルな結論を出しています。「幸福とは愛です。それ以上の何物でもない」と。

愛情をもつことこそ、幸せの近道だと主張しているのです。

●幼年期の母親との関係が収入・健康を左右する

興味深いことに、**幼年期に母親と良好な関係が築けていた男性は、そうでない男性よりも約900万円も年収が高かった**そうです。

加えて、幼年期に母親との関係が乏しかった男性は、男性自身が老年期に痴呆を発症する可能性が高いという結果も明らかになっています。

これほどまでに母親の愛情は、のちのち仕事にも健康にも影響を及ぼすのです。いくつになっても母親を大切する。そのこともぜひ忘れないでください。

人を幸せにするものの正体とは？

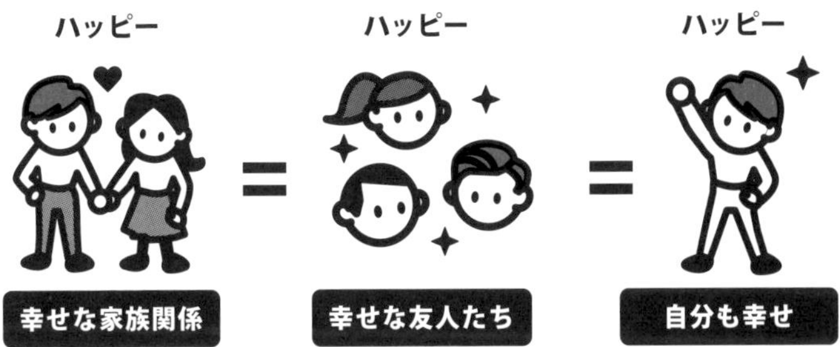

幸せな人とつきあう、母親を大切にすることが、自分の幸せにつながる。

COLUMN 07

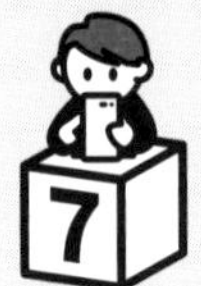

非言語情報―人間関係でストレスをためないために意識すべきこと

コミュニケーションは、文字に表せる情報だけで成り立っているわけではありません。学説によって異なりますが、有名なメラビアンの法則（矛盾したメッセージが発せられたときに、人がそれをどのように受けとめるかということを、実験を用いてまとめたもの）をとってみても、言葉のみで伝わる情報は 10 ～ 30 パーセントで、残りは表情、イントネーション、身振り手振り、視線、声色などさまざまな言葉以外の情報で伝えられるとされています。

文字に変換できるような言葉そのものの情報を「言語情報」と呼び、それ以外のものを「非言語情報」と呼びます。「ありがとう」と言ったとしても、笑顔で元気よく言ったときと、伏せ目がちで低い声のトーンで言ったときでは、「ありがとう」から伝わる情報が異なりますよね？

表情やイントネーションなどの「非言語情報」の果たす役割はとても大きく、言葉以外で気持ちを伝えることはとても大事なことです。

昨今は SNS など文字中心のやりとりが増えているため、非言語情報の少ないコミュニケーションの機会も増えています。不足した非言語情報を補うために顔文字や絵文字、スタンプなども発展しました。

また、テレワークが一気に普及し、打ち合わせや会議もオンラインで行うことも劇的に増えました。たしかに多少の視覚情報も増えましたが、まだまだ実際の会話に比べると、非言語情報が足りず、コミュニケーションがうまくいかないと感じることも多いでしょう。

こういったオンラインを通したコミュニケーションは、まだ「石器時代」のようなものですから、今後、電子メールが顔文字・絵文字・スタンプを発展させていったように、不足した非言語情報を補う手段や技術が発展していくでしょう。いずれにしても、欠けている言語以外の情報を意識して表現しながらコミュニケーションをはかると、リアルでもオンラインでもよりストレスレスな関係性を築く一助となるはずです。

著者　**堀田 秀吾**（ほった・しゅうご）

言語学者 (法言語学、心理言語学)。明治大学教授。1991 年、東洋大学文学部英米文学科卒業。1999 年、シカゴ大学言語学部博士課程修了（Ph.D. in Linguistics、言語学博士）。2000 年、立命館大学法学部助教授。2005 年、ヨーク大学オズグッドホール・ロースクール修士課程修了、2008 年、同博士課程単位取得退学。2008 年、明治大学法学部准教授。2010 年、明治大学法学部教授。
司法分野におけるコミュニケーションに関して、社会言語学、心理言語学、脳科学などのさまざまな学術分野の知見を融合した多角的な研究を国内外で展開している。また、研究以外の活動も積極的に行っており、企業の顧問や芸能事務所の監修、ワイドショーのレギュラー・コメンテーターなども務める。著書に『特定の人としかうまく付き合えないのは、結局、あなたの心が冷めているからだ』(クロスメディア・パブリッシング／共著)、『科学的に元気になる方法集めました』(文響社)、『最先端研究で導きだされた「考えすぎない」人の考え方』(サンクチュアリ出版) など多数。

図解ストレス解消大全
科学的に不安・イライラを消すテクニック
100 個集めました

2020 年 10 月 25 日　初版第 1 刷発行
2022 年　2 月 17 日　初版第 4 刷発行

著者	堀田秀吾
発行者	小川 淳
発行所	SB クリエイティブ株式会社 〒106-0032　東京都港区六本木 2-4-5 電話：03-5549-1201（営業部）
装丁	井上新八
本文デザイン・図版	荒井美樹
本文 DTP	荒木香樹
編集協力	我妻弘崇
編集担当	杉本かの子（SB クリエイティブ）
印刷・製本	中央精版印刷株式会社

ISBN 978-4-8156-0774-6

本書をお読みになったご意見・ご感想を下記 URL、
右の QR コードよりお寄せください。
https://isbn2.sbcr.jp/07746/

「図解ストレス解消大全」

キーワード用語辞典

【ア行】

「アンガーマネジメント」 ………… **P131,P179**

怒りを予防し制御する心理療法プログラム。怒りの感情を適切に管理、分散させるトレーニングのこと。

「イフゼン・プランニング」 ………… **P36,P37,P67**

「もし（if)○○○○○すれば、そのときは（then)△△△△△△する」とあらかじめ決めておく手法。事前にプランニングすることで、脳内で if がきっかけとなり、自然に then という行動に結びつき、目標達成がしやすくなると言われている。

「エンドルフィン」 ………… **P220**

鎮痛効果や気分の高揚・幸福感などが得られる、脳内麻薬とも呼ばれる神経伝達物質。

「オキシトシン」 ………… **P172,P198,P199,P218,P219,P223**

"幸せホルモン" "愛情ホルモン" とも呼ばれる脳内で分泌される神経伝達物質。心地よい感覚刺激、または心地よい心理的刺激によって分泌が促される。

【カ行】

「確証バイアス」 ………… **P68,P69**

自分が正しいと信じ、自分にとって都合のいい情報だけしか取り入れない心理。「みんなが」というときの「みんな」は、実際には数人に過ぎず、限られたサンプルでの「普通」や「常識」にとらわれてしまうこともこれが原因。

「言語行為論」 ………… **P152**

ことばを発するという行為は、同時に別の行為も遂行しているという考え方。たとえば、「おはよう」という発言は、ことばを発するという行為と同時に「あいさつ」という行為をしている。

「現状維持バイアス」 ………… **P52**

現在の状態を好み、変化することや新しいことに抵抗したり、避けようとしたりするバイアス。変化で得られることより、現状で得られるものを失うことを恐れるために起こる。

「交感神経・副交感神経」 ………… **P85,P110,P116,P214**

交感神経が働くと緊張や興奮を伴うアクティブなモードになり、対して副交感神経が働くと心拍数が下がり、リラックスモードになる。

「向社会的行動」 ………………………………………………………………… **P104**
他者を助けることや、他者に対して積極的な好意の態度を示す行動のこと。他者に恩恵を与えるために自らが行う行動でもある。

「心の理論」 ……………………………………………………………………… **P188**
人や霊長類などの行動に対して、きっとこういうふうな心の状態だからそうしていると予測したり、理解したり、説明したりする能力のこと。心の理論の発達が遅れていると、他人の気持ちなどを想像することが難しくなる。

「コルチゾール」 **P14,P15,P38,P50,P55,P88,P89,P172,P199,P212,P218,P219**
副腎皮質から分泌されるストレスに対応するためのホルモンの１つ。ストレスホルモンとも呼ばれ、ストレスの程度に応じて分泌量も多くなる。

【サ行】

「サンク・コスト」 ……………………………………………… **P69,P114,P115**
もはや回収が不可能な時間や資本のこと。超音速旅客機コンコルドが大きな金銭的・時間的な投資を続けたにもかかわらず、商業的に失敗してしまった例に例えて、「コンコルド効果」とも呼ばれている。

「参照点」 ……………………………………………………………… **P24,P25**
人間が、それを手がかりにして特定の対象を認識したり、表したりするポイント。そして、その能力のことを「参照点能力」という。人間の基本的能力の１つ。

「自己標的バイアス」 ……………………………………………… **P64,P65**
自分が言われているわけではないのに、まるで自分に言われているように感じてしまうバイアス。「自意識過剰」や「被害妄想」もこれが原因で起こることがある。

「自動思考」 ………………………………………………………………… **P34**
自分の意思とは関係なく、勝手に浮かんできてしまう考え方のこと。とくに、ネガティブな形での自動思考化は不安症や抑うつと深く関係してくる。

「社会的比較」 ………………………………………………… **P196,P197**
自分と他者を比べることで、自身の社会的な立ち位置を確かめること。人は正確な自己評価を得るために社会的比較を行う。

「馴化（じゅんか）」 ………………………………………………… **P216,P217**
刺激が何度もくり返し提示されることによって、その刺激に対する脳の反応が低下していく現象。何度も警報音を聞いていると段々驚かなくなっていくなども馴化の一例。

「（心理的）リアクタンス」 ……………………………………… **P56,P57**
自分の自由が外部から脅かされたり、制限された際に生じる、自由を回復しようとする心理。反発心。

「セルフ・ハンディキャッピング」 ………………………………… **P134,P135**
あらかじめ予防線を張って失敗する言い訳を作り、自分自身にハンディキャップを課すこと。もし何かに失敗をしてしまっても罪悪感や劣等感を薄れさせることができる。

「セロトニン」 ………………………………………………… **P16,P74,P75,P218,P219**
感情や精神の安定、気分のコントロールなどに深く関わっている脳内で働く神経伝達物質の 1 つ。セロトニンが不足すると、脳の機能が低下し、心のバランスを保つことが難しくなると言われている。

【タ行】

「ツァイガルニク効果」 ………………………………………………… **P124,P125**
未完の出来事のほうが記憶に残りやすいという心理的現象。何かを達成できなかったとき、苦手意識を芽生えてしまいやすいのは、できなかった過去の経験がツァイガルニク効果により記憶に強く残るとも言われる。漫画や小説などで冒頭部分だけ読めるようにすることで、「続きが気になる」という未達成な状態をつくり出し、意欲を喚起させるといったことなどにも使われる。

「テストステロン」 ………………………………………………………… **P55**
筋肉や骨の形成を促し、生殖機能にも大きな役割を果たす、男らしさをつくる男性ホルモンの 1 つ。うつ患者の 7 割以上にテストステロン不足が見られるというデータもある。

「デフォルト・モード・ネットワーク」 ………………………… **P86,P87,P89**
ボーッとしたときなど、活動的な脳の思考を行わないときに、脳内の複数の脳領域で構成されるネットワークのこと。車でたとえるならアイドリングのような状態。

【ナ行】

「認知的不協和」 …………………………………………………… **P34,P81**
禁煙をしたい自分と実際にできない自分のように、人間が矛盾する認知を同時に抱えたときに覚える不快感を表す心理学用語。

「ネガティビティ・バイアス」 ……………………………… **P148,P159,P176**
人間はポジティブな情報よりも、ネガティブな情報に注意を向けやすい意識が働く。また、ネガティブな体験や記憶に対して反応しやすく、それらが残りやすいことも明らかになっている。

【ハ行】

「バーナム効果」 ……………………………………………… **P146,P147**
誰にでも該当するような曖昧かつ一般的な内容を、自分にだけ当てはまるものだと勘違いして捉えてしまう心理学の現象。

「バックファイア効果」 ………………………………………………… **P138,P139**

自分の意見や感情を否定されたり、間違いを指摘されたりすると、かえって自分の考えに固執してしまう心理。

「プラセボ効果」 …………………………………………………………………… **P30**

もともとは有効成分が含まれていない偽薬を、本物の薬だと偽って患者に使用してもらうと、出るはずのない効果が本物の薬のように出てしまう現象を指すが、その意味が広がり、実験において、効果のあるはずのない条件でも、効果があると被験者に思い込ませて臨むことで、実際に効果があらわれてしまうことを指す。

「返報性」 ……………………………………………………**P45,P142,P143,P201**

相手の態度に対して、自分も同様の態度で相手に返そうとする心理的作用のこと。好意、敵意、譲歩、自己開示などいくつかの返報性がある。

「傍観者効果」 …………………………………………………………… **P156,P157**

「誰かがやってくれるだろう」と援助行動が抑制されてしまう心理的作用。人数が多くなればなるほど、その傾向が強くなる。

「ホールネス（全体性）」……………………………………………………………… **P192**

喜びも悲しみも、良いことも悪いことも、ポジティブなこともネガティブなことも、あらゆる感情を“全体”として受け入れて、統合して、対処していくこと。

【マ行】

「メタ認知」 ………………………………………………………………………… **P141**

自分自身を客観的にとらえること。「メタ」とは「高次の」という意味。つまり、俯瞰して自分を認知(知覚、記憶、学習、言語、思考など)すること。

「モード性格論」 ………………………………………………………………… **P154**

人の性格は、固定的なものではなく、環境や他者との関係性や状況によって変わってくるという理論。

【ラ行】

「リラクゼーション・レスポンス」 …………………………………………… **P84**

ストレス、痛み、不安を克服するために人間の心の力を利用する技術。瞑想法や呼吸法、ヨガ、太極拳などの呼吸を意識したエクササイズが効果的といわれる。

【ワ行】

「ワーキングメモリ」 ………… **P88,P89,P98,P108,P109,P111,P175,P190,P191**

作業や動作に必要な情報を一時的に記憶したり処理したりする脳の機能・能力。前頭葉と深く結びついている。作業記憶。

参考文献

- Allen, A. P., and Smith, A. P. (2015). Chewing gum: cognitive performance, mood, well-being, and associated physiology. *BioMed Research International,* 654806.
- Analytis, P. P., Barkoczi, D., and Herzog, S. M. (2018). Social learning strategies for matters of taste. *Nature. Human Behavior,* 2, 415-424.
- Arad, A., Barzilay, O., and Perchick, M. (2017). The impact of Facebook on social comparison and happiness: Evidence from a natural experiment. *Economics of Networks ejournal.* doi:10.2139/ssrn.2916158.
- Ariga, A. and Lleras, A. (2011). Brief and rare mental "breaks" keep you focused: Deactivation and reactivation of task goals preempt vigilance decrements. *Cognition,* 118(3), 439-443.
- Aron, A., Aron, E. N., Melinat, E., and Vallone, R. (1991). Experimentally induced doseness, ego identity, and the oppurtunity to say no. Paper presented at *the Conference of the International Network on Personal Relationships,* Normal, IL.
- Aron, A., Melinat, E., Aron, E. N., Vallone, R. D., and Bator, R. J. (1997). The experimental generation of interpersonal closeness: A procedure and some preliminary findings. *Personality and Social Psychology Bulletin,* 23(4), 363-377.
- Asch, S. E. (1952). Group forces in the modification and distortion of judgments. In S. E. Asch, *Social Psychology,* 450-501, Englewood Cliffs: Prentice-Hall, Inc.
- Asch, S. E. (1956). Studies of independence and conformity: I. A minority of one against a unanimous majority. *Psychological Monographs: General and Applied,* 70(9), 1-70.
- Asch, S. E. (1946). Forming impressions of personality. *Journal of Abnormal and Social Psychology,* 41, 258-290.
- Askelund, A. J., Schweizer S., Goodyer, I. M. and van Harmelen, A. L. (2019). Positive memory specificity reduces adolescent vulnerability to depression. *Nature Human Behaviour.* doi:10.1101/329409.
- Atchley RA, Strayer DL, Atchley P (2012). Creativity in the Wild: Improving Creative Reasoning through Immersion in Natural Settings. *PLoS ONE ,* 7(12): e51474.
- Austin, J. L. (1962). *How to Do Things with Words.* Cambridge: Harvard University Press.
- Aviezer, H., Trope, Y., and Todorov, A. (2012). Body Cues, Not Facial Expressions, Discriminate Between Intense Positive and Negative Emotions. *Science,* 30, 338, Issue 6111, 1225-1229.
- 伴祐樹・櫻井翔・鳴海拓志・谷川智洋・廣瀬通孝 (2016).「時計の表示時間速度 制御による単純作業の処理速度向上手法」日本バーチャルリアリティ学会論文誌 , 21(1), 109-120.
- Baron, R. A. (1997). The sweet smell of … helping: Effects of pleasant ambient fragrance on prosocial behavior in shopping malls. *Personality and Social Psychology Bulletin,* 23(5), 498-503.
- Benedek, M., Panzierer, L., Jauk, E., and Neubauer, A. C. (2017). Creativity on tap? Effects of alcohol intoxication on creative cognition. *Consciousness and Cognition,* 56, 128-134.
- Bernstein, E. E., and McNally, R. J. (2017). Acute aerobic exercise helps overcome emotion regulation deficits. *Cognition & Emotion,* 31, 834-843.
- Blechert, I., Sheppes, G., Di Tella, C., Williams, H., 8 and Gross, I. I. (2012). See what you think: Reappraisal modulates behavioral and neural responses to social stimuli. *Psychological Science,* 23(4), 346-353.
- Bluedorn, A. C., Turban, D. B. and Love, M. S. (1999). The Effects of Stand-Up and Sit-Down Meeting Formats on Meeting Outcomes. *Journal of Applied Psychology,* 84, 277-285.
- Borkovec, T. D., Hazlett-Stevens, H., and Diaz, M. L. (1999). The role of positive beliefs about worry in generalized anxiety disorder and its treatment. *Clinical Psychology & Psychotherapy,* 6(2), 126-138.

・Briñol, Pablo, Richard E. Petty, and Benjamin Wagner. (2009). Body posture effects on self-evaluation: A self-validation approach. *European Journal of Social Psychology,* 39(6), 1053-1064.
・Brooks, A. W. (2013). Get Excited: Reappraising Pre-Performance Anxiety as Excitement. *Journal of Experimental Psychology: General,* 143 (3), 1144–58.
・Bushman, B. J., Baumeister, R. F., and Stack, A. D. (1999). Catharsis, aggression, and persuasive influence: Self-fulfilling or self-defeating prophecies? *Journal of Personality and Social Psychology,* 76(3), 367-76.
・Bushman, B. J., DeWall, C. N., Pond, R. S. Jr., and Hanus, M. D. (2014). Low glucose relates to greater aggression in married couples. *Proceedings of the National Academy of Sciences,* 111, 6254-6257.
・Campion, M., and Levita, L. (2014). Enhancing positive affect and divergent thinking abilities: Play some music and dance. *The Journal of Positive Psychology,* 9(2), 137–145.
・Carney, D. R., Cuddy, A. J., and Yap, A. J. (2010). Power posing: Brief nonverbal displays affect neuroendocrine levels and risk tolerance. *Psychological Science,* 21, 1363-1368.
・Cartwright, R., Young, M. A., Mercer, P., and Bears, M. (1998). Role of REM sleep and dream variables in the prediction of remission from depression. *Psychiatry Research,* 80(3), 249–255.
・Chen, Y., Mark, G., and Ali, S. (2016). Promoting positive affect through smartphone photography. *Psychology of Well-Being,* 6(8), 1–16.
・Clond, M. (2016). Emotional Freedom Techniques for Anxiety: A Systematic Review With Meta-analysis. *The Journal of Nervous and Mental Disease.* 204 (5), 388–395.
・Cohen, S., Janicki-Deverts, D., Turner, R. B., and Doyle, W. J. (2014). Does hugging provide stress-buffering social support? A study of susceptibility to upper respiratory infection and illness. *Psychological Science,* 26(2), 135-147.
・Cuddy, A. J., Wilmuth, C. A., and Carney, D. R. (2012). The Benefit of Power Posing Before a High-Stakes Social Evaluation. *Harvard Business School Working Paper,* No. 13-027, 1-18.
・Czech, T. (2004). Journalists and Trauma: A Brief Overview. *International Journal of Emergency Mental Health,* 6, 159-162.
・Damisch, L., Stoberock, B., and Mussweiler, T. (2010). Keep your fingers crossed!: How superstition improves performance. *Psychological Science,* 21, 1014–1020.
・Darley, J.M. and Latané, B. (1968). Bystander intervention in emergencies: Diffusion of responsibility. *Journal of Personality and Social Psychology*, 8(4), 377–383.
・Dijksterhuis, A., Bos, M. W., Van Der Leij, A. and Van Baaren, R. B. (2009). Predicting Soccer Matches After Unconscious and Conscious Thought as a Function of Expertise. *Psychological Science,* 20, 1381–1387.
・土居裕和 (2012).「化粧がもつ自尊心昂揚効果に関する発達脳科学的研究」*Cosmetology : Annual Report of Cosmetology,* 20, 159-162.
・Dunning, D., Johnson, K., Ehrlinger, J., and Kruger, J. (2003). Why People Fail to Recognize Their Own Incompetence. Current Directions in *Psychological Science,* 12(3), 83-87.
・Dusek, J. A, Out, H. H., Wohlhueter, A. L., Bhasin, M., Zerbini, L. F., Joseph, M. G., Benson, H., and Libermann, T. A. (2008). Genomic counter-stress changes induced by the relaxation response. *PLoS ONE,* 3(7), e2576.
・Edwards, K. A. and Johnston, R. (1977). Increasing greeting and farewell responses in high school students by a bus driver. *Education & Treatment of Children,* 1(1), 9–18.
・Epel, E., Daubenmier, J., Moskowitz, J.T., Folkman, S., and Blackburn, E. (2009). Can Meditation Slow Rate of Cellular Aging? *Cognitive Stress, Mindfulness, and Telomeres. Annals of the New York Academy of Sciences,* 1172 (1), 34-53

- Eriksson, C., Hilding, A., Pyko, A., Bluhm, G., Pershagen, G., and Ostenson, C. G. (2014). Long-term aircraft noise exposure and body mass index, waist circumference, and type 2 diabetes: A prospective study. *Environmental Health Perspectives,* 122, 687-694.
- Fan, R., Varol, O., Varamesh, A., Barron, A., van de Leemput, I. A., Scheffer, M., and Bollen, J. (2018). The minute-scale dynamics of online emotions reveal the effects of affect labeling. *Nature Human Behaviour,* 1, 92–100.
- Fancourt, D., Aufegger, L., and Williamon, A. (2015). Low-stress and high-stress singing have contrasting effects on glucocorticoid response. *Frontiers in Psychology,* 6(1242), 1-5.
- Feinstein, A., Audet, B., and Waknine, E. (2014). Witnessing images of extreme violence: A psychological study of journalists in the newsroom. *Royal Society of Medicine Journals,* 5(8): 2054270414533323.
- Feixas, G., Montesano, A., Compan, V., Salla, M., Dada, G., Pucurull, O., Trujillo, A., Paz, C., Munoz, D., Gasol, M., Saul, L. A., Lana, F., Bros, I., Ribeiro, E., Winter, D., Carrera-Fernandez, M. J., and Guardia, J. (2014) Cognitive conflicts in major depression: between desired change and personal coherence. *British Journal of Clinical Psychology,* 53, 369–385.
- Feltman, R., and Elliot, A. J. (2011). The influence of red on perceptions of relative dominance and threat in a competitive context. *Journal of Sport & Exercise Psychology,* 33(2), 308-314.
- Festinger, L. (1954). A theory of social comparison processes. *Human Relations,* 7, 117–140.
- Finkel E. J., DeWall, C. N., Slotter, E. B., Oaten, M., and Foshee, V. A. (2009). Self-Regulatory Failure and Intimate Partner Violence Perpetration. *Journal of Personality and Social Psychology,* 97(3), 483-99.
- Forer, B. R. (1949) . The fallacy of personal validation: A classroom demonstration of gullibility. *Journal of Abnormal and Social Psychology,* 44, 118-123.
- Fox, J. and Tokunaga, R. S. (2015). Romantic partner monitoring after breakups: Attachment, dependence, distress, and post-dissolution online surveillance via social networking sites. *Cyberpsychology, Behavior, and Social Networking,* 18, 491–498.
- Gentile, D. A., Sweet, D. M., and He, L. (2019). Caring for Others Cares for the Self: An Experimental Test of Brief Downward Social Comparison, Loving-Kindness, and Interconnectedness Contemplations. *Journal of Happiness Studies,* DOI: 10.1007/s10902-019-00100-2
- Gilovich, T., and Medvec, V. H. (1994). The temporal pattern to the experience of regret. *Journal of Personality and Social Psychology,* 67 (3), 357–365.
- Glocker, M. L., Langleben, D. D., Ruparel, K., Loughead, J. W., Valdez, J. N., Griffin, M. D., Sachser, N., and Gur, R. C. (2009). Baby schema Alates the brain reward system in nulliparous women. *Proceedings of the National Academy of Sciences of the United States of America,* 106, 9115–9119.
- Goldstein, P., Weissman-Fogel, I., Dumas, G., and Shamay-Tsoory, S. G. (2018). Brain-to-brain coupling during handholding is associated with pain reduction. *Proceedings of the National Academy of Sciences,* 115(11), E2528–E2537.
- Gollwitzer, P. M. (1993). Goal achievement: The role of intentions. *European Review of Social Psychology,* 4, 141-185.
- Gonzalez, M. T., Hartig, T., Patil, G. G. , Martinsen, E. W., and Kirkevold, M. (2002). Therapeutic horticulture in cliniical depression: a prospective study of active components. Journal of Advanced Nursing, 66(9), 2002-13.
- Greenlees, I., Eynon, M., and Thelwell, R., (2013). Color of soccer goalkeepers' uniforms influences the outcome of penalty kicks. *Perceptual & Motor Skills,* 117 (1), 1043-52.
- Guéguen, N. and Ciccotti, S. (2008). Domestic dogs as facilitators in social interaction: an evaluation of helping and courtship behaviors, *Anthrozoös,* 21(4), 339-349.

・Hariri, A. R., Tessitore, A., Mattay, V. S., Fera, F. and Weinberger, D. R. (2002). The amygdala response to emotional stimuli: a comparison of faces and scenes. *Neuroimage,* 17, 317-323.
・Hatfield, E., Cacioppo, J., and Rapson, R. (1992). Primitive emotional contagion. In. M. S. Clark (Ed.), *Review of Personality and Social Psychology,* 151-177, Newbury Park: Sage.
・Helton, W. S. and Russell, P. N. (2015). Rest is best: The role of rest and task interruptions on vigilance. *Cognition,* 134, 165-173.
・平松隆円 (2011).「男性による化粧行動としてのマニキュア塗抹がもたらす感情状態の変化に関する研究」仏教大学教育学部学会紀要 仏教大学教育学部学会 , 10, 175-181.
・廣瀬文子・長坂彰彦「短時間休憩後の覚醒度上昇方法に関する実験的検討」電力中央研究所報告 Y 研究報告 . (05012), 1-27, 巻頭 1-4.
・Holmes, A., Fitzgerald, P. J., MacPherson, K. P., DeBrouse, L., Colacicco, G., Flynn, S. M., Masneuf, S., Pleil, K. E., Li, C., Marcinkiewcz, C. A., Kash, T. L., Gunduz-Cinar, O., and Camp, M. (2012). Chronic alcohol remodels prefrontal neurons and disrupts NMDAR-mediated fear extinction encoding. *Nature Neuroscience,* 15 (10), 1359-61.
・Holt-Lunstad, J., Birmingham, W. A., and Light, K. C. (2008). Influence of a "warm touch" support enhancement intervention among married couples on ambulatory blood pressure, oxytocin, alpha amylase, and cortisol. *Psychosom Med* 2008, 70, 976-85.
・Hunt, M. G., Marx, R., Lipson, C., and Young, J. (2018). No more FOMO: Limiting social media decreases loneliness and depression. *Journal of Social and Clinical Psychology,* 37, 751-768.
・Hunter, M. R., Gillespie, B. W., and Chen, S. Y. (2019). Urban Nature Experiences Reduce Stress in the Context of Daily Life Based on Salivary Biomarkers. *Frontiers in Psychology,* 10. doi:10.3389/fpsyg.2019.00722.
・池井晴美・宋チョロン・嵯峨崎泰子・野崎英樹・宮崎良文 (2018).「病院外壁ビオトープガーデンが通院うつ病患者に及ぼす生理的影響」日本生理人類学会誌 , 23, 3.
・Isen, A. M., Daubman,K. A., and Nowicki,G. P.(1987). Positive affect facilitatescreative problem solving. *Journal of Personality and Social Psychology,* 52, 1122-1131.
・石川亮太郎・小堀修・中川彰子・清水栄司 (2013).「強迫性障害に対する行動実験を用いた認知行動療法」不安障害研究 , 5, 54-60.
・Johnson, K. V.-A. and Dunbar, R. I. M. (2016). Pain tolerance predicts human social network size. *Scientific Report,* 6, 25267.
・ohnston, W. M., & Davey, G. C. L. (1997). The psychological impact of negative TV news bulletins: The catastrophizing of personal worries. *British Journal of Psychology,* 88(1), 85-91.
・Kahneman, D. (2000). Evaluation by moments: past and future. In D. Kahneman, and A. Tversky (Eds.), *Choices, Values and Frames,* 693-708, Cambridge: Cambridge. University Press.
・上大岡トメ・池谷 裕二 (2008).『のうだま　やる気の秘密』幻冬社 .
・Kashdan, T. and Biswas-Diener, R. (2014). *The Upside of Your Dark Side: Why Being Your Whole Self – Not Just Your "Good" Self – Drives Success and Fulfillment.* New York: Penguin Random House LLC.
・Keeler, J. R., Roth, E. A., Neuser, B. L., Spitsbergen, J. M., Waters, D. J., and Vianney, J. M. (2015). The neurochemistry and social flow of singing: bonding and oxytocin. *Frontiers in Human Neuroscience,* 9, 518.
・Kelly, Y., Zilanawala, A., Booker, C., and Sackesr, A. (2018). Social Media Use and Adolescent Mental Health: Findings From the UK Millennium Cohort Study. *EClinicalMedicine,* 6, 59-68.
・Killingsworth, M. A., and Gilbert, D. T. (2010). A wandering mind is an unhappy mind. *Science,* 330, 932.
・Kimura T., Yamashita S., Nakao S., Park J. M., Murayama M., Mizoroki T., Yoshiike, Y., and Sahara, N. (2008). GSK-3beta is required for memory reconsolidation in adult brain. *PLoS ONE,* 3, e3540.

- Klein, K., and Boals, A. (2001). Expressive Writing Can Increase Working Memory Capacity. *Journal of Experimental Psychology: General,* 130, 520-533.
- Klimecki, O. M., Leiberg, S., Ricard, M. and Singer, T. (2014). Differential pattern of functional brain plasticity after compassion and empathy training. *Social Cognitive and Affective Neuroscience,* 9(6), 873–879.
- Kraft, T. L, and Pressman, S. D. (2012). Grin and bear it: the influence of manipulated facial expression on the stress response. *Psychological Science,* 23 (11), 1372-8.
- Kruger, J. and Dunning, D. (1999). Unskilled and Unaware of It: How Difficulties in Recognizing One's Own Incompetence Lead to Inflated Self-Assessments. *Journal of Personality and Social Psychology,* 77 (6), 1121–1134.
- Kurosawa, S, Shibata, A, Ishii, K, Koohsari, M. J, and Oka, K. (2020). Accelerometer-Measured Diurnal Patterns of Sedentary Behavior among Japanese Workers: A Descriptive Epidemiological Study. *International Journal of Environmental Research & Public Health,* 17(11), 3814.
- Lamm, C. and Singer T. (2010). The role of anterior insular cortex in social emotions. *Brain Structure and Function,* 214, 579-91.
- Lammers, J., Stapel, D. A., and Galinsky, A. D. (2010). Power increases hypocrisy: Moralizing in reasoning, immorality in behavior. *Psychological Science,* 21, 737–744.
- Neuvonen, E., Rusanen, M., Solomon, A., Ngandu, T., Laatikainen, T., Soininen, H., Kivipelto, M., and Tolppanen A. M. (2014). Late-life cynical distrust, risk of incident dementia, and mortality in a population-based cohort. *Neurology,* 82 (24), 2205-12.
- Langacker, R. W. (1999). *Grammar and Conceptualization.* Berlin: Mouton de Gruyter.
- Lee, S., Ishibashi, S., Shimomura, Y., and Katsuura, T. (2012). Physiological functions of the effects of the different bathing method on recovery from local muscle fatigue. *Journal of Physiological Anthropology,* 31(1), 26.
- Leiberg, S., Klimecki, O., and Singer, T. (2011). Short-Term Compassion Training Increases Prosocial Behavior in a Newly Developed Prosocial Game. *PLoS ONE,* 6(3), e17798.
- Levitt, S. D. (2016). Heads or Tails: The Impact of a Coin Toss on Major Life Decisions and Subsequent Happiness. *NBER Working Paper,* No. 22487.
- Libet, B., Gleason, C. A., Wright, E. W, and Pearl, D. K. (1983). Time of Conscious Intention to Act in Relation to Onset of Cerebral Activity (Readiness-potential). *Brain,* 106, 623-642.
- Liu, Y., Lin, W., Liu, C., Luo, Y., Wu, J., Bayley, P., and Qin, S. (2016). Memory consolidation reconfigures neural pathways involved in the suppression of emotional memories. *Nature Communications,* 7, 13375.
- Ljungqvist, I., Topor, A., Forssell, H., Svensson, I., and Davidson, L. (2016). Money and mental illness: A study of the relationship between poverty and serious psychological problems. *Community Mental Health Journal,* 52(7), 842–850.
- Lyubomirsky, S., Tkach, C., and Sheldon, K. M. (2004). Pursuing sustained happiness through random acts of kindness and counting one' s blessings: Tests of two sixweek interventions. Unpublished data, Department of Psychology, University of California, Riverside.
- MacCormack, J.K. and Lindquist, K.A. (2018). Feeling hangry? When hunger is conceptualized as emotion. *Emotion,* 19, 301-319.
- Matsunaga, M., Ishii, K., Ohtsubo, Y., Noguchi, Y., Ochi, M., and Yamasue, H. (2017). Association between salivary serotonin and the social sharing of happiness. *PLoS ONE,* 12(7), e0180391.
- Mehta, R., Zhu, R. J., and Cheema, A. (2012). Is noise always bad? Exploring the effects of ambient noise on creative cognition. *Journal of Consumer Research,* 39(4), 784–799.
- Mehta, R.K.,, Shortz, A.E., and Benden, M.E., (2015). Standing Up for Learning: A Pilot

Investigation on the Neurocognitive Benefits of Stand-Biased School Desks. *International Journal of Environmental Research and Public Health,* 13 (2), 59.

・Mehrabian, A. (1971). Silent Messages (1st ed.). Belmont, CA: Wadsworth.

・南美喜子・濱浦翔・梶山円貴・玉利彩・谷口弘一 (2014).「読書経験, 共感性, 向社会的行動の関係」教育実践総合センター紀要 , 13, 329-334.

・水野敬 (2012).『報酬感と疲労感の脳内相互作用メカニズムの解明』. 中山隼雄科学技術文化財団年次活動報告書 2012.

・Morales, R. F., Perez, V. R., and Martinez, L. (2014). The psychological impact of the war against drug-trafficking on Mexican journalists. *Revista Colombiana de Psicología,* 23, 177-193.

・Moser, J. S., Dougherty, A., Mattson, W. I., Katz, B., Moran, T. P., Guevarra, D., Shablack, H., Ayduk, O., Jonides, J., Berman, M. G., and Kross. E. (2017). Third-person self-talk facilitates emotion regulation without engaging cognitive control: Converging evidence from ERP and fMRI. *Scientific Reports,* 7 (1), 4519.

・Moser, J. S., Hartwig, R., Moran, T. P., Jendrusina, A. A., and Kross, E. (2014). Neural markers of positive reappraisal and their associations with trait reappraisal and worry. *Journal of Abnormal Psychology,* 123(1), 91-105.

・Mueller, C. M. and Dweck, C. S. (1998). Praise for intelligence can undermine children's motivation and performance. *Journal of Personality and Social Psychology,* 75(1), 33-52.

・Muise, A., Christofides, E., and Desmarais, S. (2009). More information than you ever wanted: Does Facebook bring out the green eyed monster of jealousy? *CyberPsychology & Behavior,* 12, 441-444.

・Mukhopadhyay, A., Labroo, A., and Dong, P. (2014). Facial Feedback Hypothesis Revised: Frequent Smiling Can Reduce Wellbeing. *Advances in Consumer Research,* 42, 96-100.

・Nagasawa, M., Mitsui, S., En, S., Ohtani, N., Ohta, M., Sakuma, Y., Onaka, T., Mogi, K., and Kikusui, T. (2015) Oxytocin-gaze positive loop and the coevolution of human-dog bonds. *Science,* 348(6232), 333-336.

・Neuvonen, E., Rusanen, M., Solomon, A., Ngandu, T., Laatikainen, T., Soininen, H., Kivipelto, M., and Tolppanen A.-M. (2014). Late-life cynical distrust, risk of incident dementia, and mortality in a population-based cohort. *Neurology,* 82 (24), 2205–12.

・Nittono, H., Fukushima, M., Yano, A., and Moriya, H. (2012). The power of kawaii: Viewing cute images promotes a careful behavior and narrows attentional focus. *PLoS ONE,* 7(9), e46362.

・西村和雄・八木匡 (2018).「幸福感と自己決定—日本における実証研究」独立行政法人経済産業研究所 *Discussion Paper Series,* 18-J-026.

・野村収作 (2014).「青色のストレス反応抑制効果 - 唾液コルチゾールによる検証」映像メディア学会誌 , 68(12), 537-539.

・Osaka, M., Yaoi, K., Minamoto, T., and Osaka, N. (2013). When do negative and positive emotions modulate working memory performance ? *Scientific Reports,* 3, 1375.

・Oswald, A. J., Proto, E. and Sgroi, D. (2015). Happiness and productivity. *Journal of Labor Economics,* 33 (4). 789-822.

・尾崎一郎・郭薇・堀田秀吾・李楊 (2019) .「ヘイトスピーチの規制と無効化ー言語行為論からの示唆」『法の経験的社会科学の確立に向けてー村山真維先生古稀記念』 信山社 , 315-336.

・Pennebaker, J. W., Kiecolt-Glaser, J. K. and Glaser, R. (1988). Disclosure of traumas and immune function: health implications for psychotherapy. *Journal of Consulting and Clinical Psychology,* 56, 239-45.

・Peper, E. and Lin, I. (2012) Increase or Decrease Depression: How Body Postures Influence Your Energy Level. *Biofeedback,* 40 (3), 125-130.

- Peterson, C. K., Shackman, A. J., and Harmon-Jones, E. (2008). The role of asymmetrical frontal cortical activity in aggression. *Psychophysiology,* 45, 86-92.
- Petersson, M., Uvnäs-Moberg, K., Nilsson, A., Gustafson, L. L., Hydbring-Sandberg, E., and Handlin, L. (2017). Oxytocin and Cortisol Levels in Dog Owners and Their Dogs Are Associated with Behavioral Patterns: An Exploratory Study. *Frontiers in psychology,* 8, 1796.
- Porath, C. L. and Erez, A. (2009). Overlooked but not untouched: How rudeness reduces onlookers' performance on routine and creative tasks. *Organizational Behavior and Human Decision Processes,* 109(1), 29–44.
- Quoidbach, J, Gruber, J., Mikolajczak, M., Kogan, A., Kotsou, I., and Norton, M. I. (2014). Emodiversity and the emotional ecosystem. *Journal of Experimental Psychology: General,* 143 (6), 2057-2066.
- Raichle, M. E., MacLeod, A. M., Snyder, A. Z., Powers, W. J., Gusnard, D. A., and Shulman, G. L. (2001). A default mode of brain function. *Proceedings of the National Academy of Sciences of the United States of America,* 16, 98(2), 676-82.
- Ramirez, G., and Beilock, S. L. (2011). Writing about Testing Worries Boosts Exam Performance in the Classroom. *Science,* 331, 211-213.
- Randolph, D. D., and O'Connor, P. J. (2017). Stair walking is more energizing than low dose caffeine in sleep deprived young women. *Physiology & Behavior,* 174, 128-135.
- Regan, D. (1971). Effects of a Favor and Liking on Compliance. Journal of Experimental Social Psychology, 7 (6), 627-39.
- Rein, G., Atkinson, M. and McCraty, R. (1995). The physiological and psychological effects of compassion and anger. *Journal of Advancement in Medicine,* 8(2), 87-105.
- Riskind, J. H. and Gotay, C. C. (1982). Physical posture: Could it have regulatory or feedback effects on motivation and emotion? *Motivation and Emotion,* 6 (3), 273–298.
- Rizzolatti, G., Fadiga, L., Fogassi, L., and Gallese, V. (1996). Premotor cortex and the recognition of motor actions. *Cognitive Brain Research,* 3, 131-141.
- Rosekind M. R., Smith, R. M., Miller, D. L., Co, E. L., Gregory, K. B., Webbon, L. L., Gander, P. H., and Lebacqz, V. (1995). Alertness management: Strategic naps in operational settings. *Journal of Sleep Research*, 4 (Supplement 2), 62–66.
- Rudd, M., Aaker, J., and Norton, M. I. (2014). Getting the most out of giving: Concretely framing a prosocial goal maximizes happiness. *Journal of Experimental Social Psychology,* 54, 11-24.
- Ryu, Y., Maekawa, T., Yoshino, D., Sakitani, N., Takashima, A., Inoue, T., Suzurikawa, J., Toyohara, J., Tago, T., Makuuchi, M., Fujita, N., Sawada, K., Murase, S., Watanave, M., Hirai, H., Sakai, T., Yoshikawa, Y., Ogata, T., Shinohara, M., Nagao, M., and Sawada, Y. (2020). Mechanical Regulation Underlies Effects of Exercise on Serotonin-Induced Signaling in the Prefrontal Cortex Neurons. *iScience,* 23(2), 100874.
- Sakurada, K., Konta, T., Watanabe, M., Ishizawa, K., Ueno, Y., Yamashita, H., and Kayama, T. (2019). Associations of frequency of laughter with risk of all-cause mortality and cardiovascular disease incidence in a general population: findings from the Yamagata study. *Journal of epidemiology,* JE20180249.
- Samuelson, W. and Zeckhauser, R. (1988). Status quo bias in decision making. *Journal of Risk Uncertainty,* 1, 7–59.
- 佐々木光流・塩田正俊 (2016).「朝の運動が加算作業成績や記憶 テスト成績に及ぼす影響」山口大学教育学研究論叢 (第 3 部), 111-121.
- 左達秀敏・村上義徳・外村学・矢田幸博・下山一郎 (2010)).「歯磨き行為の積極的 . 休息への応用について」産業衛生学会誌 , 52 (2), 67-73.

・サトウタツヤ・渡邊 芳之 (2005).『「モード性格」論―心理学のかしこい使い方』紀伊國屋書店 .
・サトウタツヤ・渡邊 芳之 (2011).『あなたはなぜ変われないのか：性格は「モード」で変わる心理学のかしこい使い方』ちくま文庫 .
・Senay, I., Albarracin, D., and Noguchi, K. (2010). Motivating Goal-Directed Behavior Through Introspective Self-Talk: The Role of the Interrogative Form of Simple Future Tense. *Psychological Science,* 21(4), 499-504.
・Seo, H. S., Hirano, M., Shibato, J., Rakwal, R., Hwang, I. K., and Masuo, Y. (2003). Effects of coffee bean aroma on the rat brain stressed by sleep deprivation: a selected transcript- and 2D gel-based proteome analysis. *Journal of Agricultural and Food Chemistry,* 25, 56(12), 4665-73.
・Singh, Y., Sharma, R., and Talwar, A. (2012). Immediate and long-term effects of meditation on acute stress reactivity, cognitive functions, and intelligence. *Alternative Therapies in Health and Medicine,* 18(6), 46–53.
・Singer, T., Seymour, B., O'Doherty, J., Kaube, H., Dolan, R. J., and Frith, C. D. (2004). Empathy for pain involves the affective but not sensory components of pain. *Science,* 303 (5661), 1157-1162.
・Skorka-Brown, J., Andrade, J., and May, J. (2014). Playing 'Tetris' reduces the strength, frequency and vividness of naturally occurring cravings. *Appetite* ,76, 161-165.
・Song, C., Ikei, H., Nara, M., Takayama, D., and Miyazaki, Y. (2018). Physiological effects of viewing bonsai in elderly patients undergoing rehabilitation. *Internal Journal of Environmental Research and Public Health,* 15. 2635.
・Soroka, S., Fournier, P. and Nir, L. Cross-national evidence of a negativity bias in psychophysiological reactions to news. *Proceedings of the National Academy of Sciences of the United States of America,* 116, 18888–18892 (2019)
・Strack, F. Martin, L. L., and Stepper, S. (1988). Inhibiting and Facilitating Conditions of the Human Smile: A Nonobtrusive Test of the Facial Feedback Hypothesis. *Journal of Personality and Social Psychology.* 54 (5), 768–777.
・Sweis, B. M., Abram, S. V., Schmidt, B. J., Seeland, K. D., MacDonald, A. W. 3rd, Thomas, M. J., and Redish, A. D. (2018). Sensitivity to "sunk costs" in mice, rats, and humans. *Science,* 361(6398), 178-181.
・Szabó, M. and Lovibond, P. F. (2006). Worry episodes and perceived problem solving: A diary-based approach, *Anxiety, Stress and Coping,* 19(2), 175-187.
・Tackman, A. M., and Srivastava, S. (2016). Social responses to expressive suppression: The role of personality judgments. *Journal of Personality and Social Psychology,* 110(4), 574-591.
・高橋研人・佐藤俊彦 (2017).「腹式呼吸法の実施に伴う生理・心理的変動（２）」感情心理学研究 , 24 (Supplement), p. ps. 27.
・Takahashi, M., Fukuda, H., and Arito, H. (1998). Brief naps during post -lunch rest: effects on alertness, performance, and autonomic balance. *European Journal of Applied Physiology and Occupational Physiology,* 78(2), 93-98.
・Tamir, D.I. and Mitchell, J.P. (2012). Disclosing information about the self is intrinsically rewarding. *Proceedings of the National Academy of Sciences,* 109(21), 8038-8043.
・Tandoc, E.C., Ferrucci , P. and Duffy, M. (2015). Facebook use, envy, and depression among college students: Is facebooking depressing? *Computers in Human Behavior,* 43, 139-146.
・Tempesta, D, Salfi, F, De Gennaro, L, and Ferrara, M. (2020). The impact of five nights of sleep restriction on emotional reactivity. Journal of Sleep Research, 00, e13022.

- Tullett, A. M. and Inzlicht, M. (2010). The voice of self-control: Blocking the inner voice increases impulsive responding. *Acta Psychologica,* 135, 252–256.
- 内田 由紀子・遠藤 由美・柴内 康文 (2012).「人間関係のスタイルと幸福感：つきあいの 数と質からの検討」実験社会心理学研究 , 52, 63-75.
- Vaegter HB, Thinggaard P, Madsen CH, Hasenbring M, Thorlund JB. 2020 Power of Words: Influence of Preexercise Information on Hypoalgesia after Exercise—Randomized Controlled Trial. *Medicine & Science in Sports & Exercise,* May 1, 2020 - Volume Publish Ahead of Print - Issue -
- Vaillant, G. E. (2012). *Triumphs of experience: The men of the Harvard Grant Study.* Belknap Press of Harvard University Press.
- Vaillant, G.E., McArthur, C. C., and Bock, A. (2010). Grant Study of Adult Development, 1938-2000, Available at https://doi.org/10.7910/DVN/48WRX9.
- Wallace, H. M., Exline, J. J., and Baumeister, R. F. (2008). Interpersonal consequences of forgiveness: Does forgiveness deter or encourage repeat offenses? *Journal of Experimental Social Psychology,* 44(2), 453–460.
- Wason, P. C. (1960). On the failure to eliminate hypotheses in a conceptual task. *The Quarterly Journal of Experimental Psychology,* 12, 129-140.
- 渡部成江・森谷絜・阿岸祐幸・橋本恵子 (2003).「天然温泉浴のストレス軽減効果と休養効果に関する実証研究」日本健康開発財団研究年報 ,24,1-7.
- Weil, R., Klebanov, S., Kovacs, B., and McClelland, A. (2014). Effects of simple distraction tasks on self-induced food cravings in men and women with grade 3 obesity. Poster presentation given at *Obesity Week Conference,* 2014.
- White, M. P., Alcock, I., Grellier, J., Wheeler, B. W., Hartig, T., Warber, S. L., Bone, A., Depledge, M. H., and Fleming, L. E. (2019). Spending at least 120 minutes a week in nature is associated with good health and wellbeing. *Scientific Reports,* 9, 7730.
- Williams, L. E., and Bargh, J. A. (2008). Experiencing physical warmth promotes interpersonal warmth. *Science,* 322(5901), 606–607.
- Wiseman, R. (2003). *The luck factor.* London: Random House.
- Wood, A. M., Joseph, S., Lloyd, J., and Atkins, S. (2009). Gratitude influences sleep through the mechanism of pre-sleep cognitions. *Journal of Psychosomatic Research,* 66(1), 43-48.
- 矢野理香・石本政恵・品地智子・飯野智恵子 (2009).「脳血管障害患者における手浴 7 事例の検討を通して」日本看護技術学会誌 , 8(3), 101-108.
- Yildirim, K., Akalinbaskaya, A., Hidayetoglu, M. (2007). Effects of indoor color on mood and cognitive performance. *Building and Environment,* 42, 3233-3240.
- 余語真夫・浜治世・津田兼六・鈴木ゆかり・互恵子 (1990).「女性の精神的健康に与える化粧の効用」健康心理学研究 , 3, 28-32.
- Yoo, S., Gujar, N., Hu, P., Jolesz, F. A., and Walker, M. P. (2007). The human emotional brain without sleep — a prefrontal amygdala disconnect. *Current Biology,* 17(20), R877-R878.
- Zeigarnik, B. (1927). Über das Behalten von erledigten und unneredigten Handlungen. *Psychologische Forschung,* 9, 1-85.
- Ziegler, D. A., Simon, A. J., Gallen, C. L., Skinner, S., Janowich, J. R., Volponi, J. J., Rolle, C.E., Mishra, J., Kornfield, J., Anguera, J.A., and Gazzaley, A. (2019). Closed-loop digital meditation improves sustained attention in young adults. *Nature Human Behaviour,* 3(7), 746–757.
- de Oliveira, C., Watt, R., and Hamer, M. (2020). Toothbrushing, inflammation, and risk of cardiovascular disease: results from Scottish Health Survey. *British Medical Journal,* 340, c2451.